U0728015

生命安全 健康教育
灾害疾病中医药防治系列丛书

地震灾害疾病
中医药防治手册

主编 刘清泉 崔应麟 张晓云 梅建强

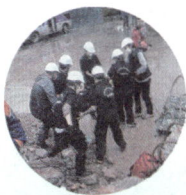

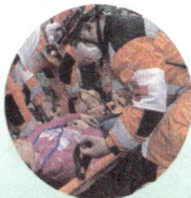

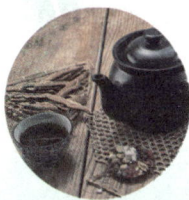

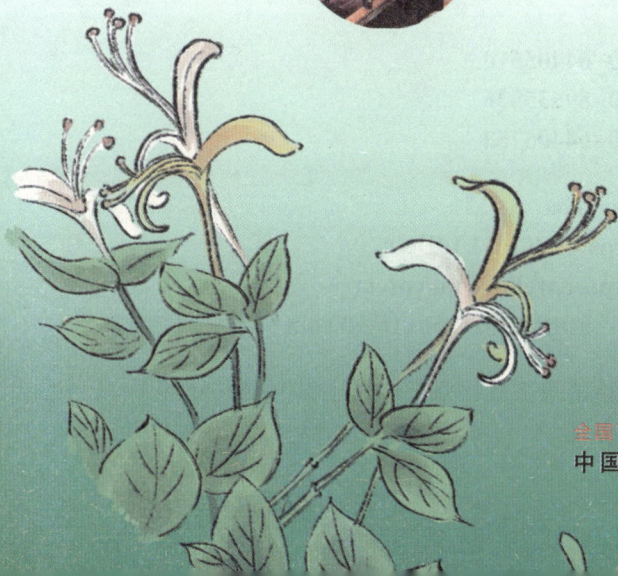

全国百佳图书出版单位
中国中医药出版社
·北京·

图书在版编目（CIP）数据

地震灾害疾病中医药防治手册 / 刘清泉等主编 . —北京：中国中医药出版社，2022.9

（生命安全健康教育：灾害疾病中医药防治系列丛书）

ISBN 978 – 7 – 5132 – 7816 – 4

Ⅰ . ①地… Ⅱ . ①刘… Ⅲ . ①地震灾害—灾区—疾病—中医治疗法—手册 Ⅳ . ① R242–62

中国版本图书馆 CIP 数据核字（2022）第 167974 号

中国中医药出版社出版

北京经济技术开发区科创十三街 31 号院二区 8 号楼

邮政编码　100176

传真　010-64405721

三河市同力彩印有限公司印刷

各地新华书店经销

开本 710×1000　1/16　印张 13　字数 204 千字

2022 年 9 月第 1 版　2022 年 9 月第 1 次印刷

书号　ISBN 978 – 7 – 5132 – 7816 – 4

定价　59.00 元

网址　www.cptcm.com

服 务 热 线　010-64405510

购 书 热 线　010-89535836

维 权 打 假　010-64405753

微信服务号　zgzyycbs

微商城网址　https://kdt.im/LIdUGr

官 方 微 博　http://e.weibo.com/cptcm

天猫旗舰店网址　https://zgzyycbs.tmall.com

如有印装质量问题请与本社出版部联系（010-64405510）

《地震灾害疾病中医药防治手册》
编委会

主　编　刘清泉（首都医科大学附属北京中医医院）

　　　　崔应麟（河南省中医院）

　　　　张晓云（成都中医药大学）

　　　　梅建强（河北省中医院）

副主编　叶　勇（云南省中医医院）

　　　　胡仕祥（河南省中医院）

　　　　卢　云（成都中医药大学）

　　　　陈分乔（河北省中医院）

　　　　朱雪琦（首都医科大学附属北京中医医院）

　　　　陈腾飞（首都医科大学附属北京中医医院）

编　委（以姓氏笔画为序）

　　　　丁　华（成都中医药大学）

　　　　王会芳（成都中医药大学）

　　　　卢幼然（首都医科大学附属北京中医医院）

　　　　田新磊（河南省中医院）

　　　　朱　珊（河南省中医院）

　　　　任玉梅（河南省中医院）

　　　　刘志亮（河北以岭医院）

　　　　刘应明（成都中医药大学）

　　　　刘腾文（成都中医药大学）

　　　　闫雨蒙（首都医科大学附属北京中医医院／首都
　　　　　　　医科大学）

杜　元（首都医科大学附属北京中医医院/北京
　　　中医药大学）

李　华（河南省中医院）

李宏哲（云南中医药大学）

李明非（成都中医药大学）

李勇坤（云南省中医医院）

李鹏飞（云南省中医医院）

杨宇飞（首都医科大学附属北京中医医院）

杨榆婷（云南中医药大学第二附属医院）

连　博（首都医科大学附属北京朝阳医院）

吴丽娟（河北省中医院）

张　琰（成都中医药大学）

张米锋（北京中医药大学附属东直门医院通州院区）

张玮超（河北省中医院）

张娟娟（河南省中医院）

张淑文（首都医科大学附属北京中医医院/北京
　　　中医药大学）

范志朔（首都医科大学附属北京中医医院/北京
　　　中医药大学）

林瀚文（成都中医药大学）

罗　丹（首都医科大学附属北京中医医院）

金　伟（成都中医药大学）

金廷恒（河南省中医院）

赵　巍（河南省中医院）

赵国桢（首都医科大学附属北京中医医院/北京
　　　中医药大学）

赵春霞（首都医科大学附属北京中医医院/首都

医科大学）

哈雁翔（首都医科大学附属北京中医医院）

施逸凡（首都医科大学附属北京中医医院 / 北京
中医药大学）

贾　涛（云南省中医医院）

夏雨航（成都中医药大学）

高帅英（云南中医药大学）

郭军利（河北省中医院）

郭燕可（河南省中医院）

陶愚磊（河北省中医院）

焦　旭（成都中医药大学）

薛淑祯（首都医科大学附属北京中医医院 / 首都
医科大学）

魏一鸣（首都医科大学附属北京中医医院 / 北京
中医药大学）

前 言

自古至今，我国地震频发。据不完全统计，自前 1177 年以来，我国共发生震级 5 级及以上地震 2460 次，8 级及以上地震共有 18 次。地震频发原因与我国所处地理位置有关。据统计，环太平洋和地中海 – 喜马拉雅山火山地震带所发生的地震，占世界地震总数量九成以上，而中国正好处于这两大地震带之间，故而成为世界上地震活动最活跃和强烈的国家之一。中国历史上有关地震的记载，最早见于《竹书纪年》，而最早的地震记录可追溯至帝舜时期，即前 23 世纪，距今已有 4000 多年历史，这是我国有文字可考最早的地震记录。地震造成的灾害难以估量，如西周末期周幽王二年（前 780）的大地震，《诗经》中描写："烨烨震电，不宁不令。百川沸腾，山冢崒崩。高岸为谷，深谷为陵。"《国语》中描写："幽王二年，西周三川皆震。"即西周周幽王二年，泾水、渭水、洛水三川发生了大地震。泾、渭、洛都出自岐山。地震导致三川枯竭，岐山崩塌。地震可致山川一瞬间面目尽毁，对于渺小人类，则更是灭顶之灾。明嘉靖三十四年（1556）的华县地震影响广泛、损失惨重，是我国历史上有明确文字记载的最大一次地震。明人记载，地震发生时："（震）声如雷，鸡犬鸣吠。""是夜予自梦中摇撼惊醒，身反复不能贴褥，闻近榻器具若人推堕，屋瓦暴响，有万马奔腾之状。初疑盗，继疑妖祟，俄顷间，头所触墙划然倒矣，始悟之，此地震也……盖其时万家房舍一时摧裂，声杂然塞耳都不闻也，短号呼哉！时四更余，势益甚，声如万雷可畏，逾五鼓少定，始闻四邻远近多哭声矣……比明，见地裂横竖如画，人家房屋大半倾坏，其墙壁有直立者，亦十中之一二耳。人往来哭泣。慌忙奔走，如失穴之蜂蚁然。过午，人俱未食，盖餐具顿毁，即谷面之类皆覆土埋压。"受地震影响，黄河、渭水因河道雍塞，河水上涨泛滥，华山、终南山"山鸣"。城墙塌陷，民居、官舍更是成为一片废墟。由于地震发生在子夜时分，加之当地居民大多居住在窑洞，"压死官吏军民奏报有名者八十三万有奇……其不知名未经奏报者，复不可数计"，部分地区死亡人数约为当地人数的十分之七，其惨状为古今中外罕见。另有 28 万平方公里内 5 省 101 个县遭受不同程度的地震破坏。不只是地震对生命财产安全造成威胁，震后灾害或是疫情，也会令灾情雪上加霜，如清康熙三十四年（1695）的"平阳地震"，城内东关区域大多民众被房压而绝户，烈火烧天，黑水涌地。地中出火，烧死人畜树木房屋无计其数，伴随着大地震又发洪水，淹死人畜已经无法计算了。又如："万历十六年春，泽州地震，大疫流行，民户有全家殒殁者。""光绪三年，丁丑大旱，五月初二日地震，初十日夜复震。秋大疫。自五月至冬不雨，二麦不登，遂大饥，全晋成灾者七十余州县，省南被灾尤酷。"

据专家统计，随着中国历史年代的变化，地震的次数、年均地震次数和占总地震的比例都是有差异的。明代（1368）之前，地震记录相对比较少，明清两代，每年记录一两次左右，但从20世纪20年代以来，地震记录猛增。一方面，由于人类的活动范围日益扩大，使得中国地震记录的区域空间也随之扩大；另一方面，随着经济发展、科技发达，人类对地震的观测和记录也更为频繁和准确。中华人民共和国成立后，最令人熟知和痛惜的是1976年的唐山地震和2008年的汶川地震，死亡人数均以万、十万计。地震一起，山川失色，人命悲屠，四方惊回首，举国皆怆然。

中国自"三苗欲灭，地震泉涌"以来，虽经震灾千万，但英雄的中华民族从未因此屈服，中华民族的历史亦是与地震灾害的抗争史，而一切要从认识开始。先秦时期，人们对地震的认识基于原始传说、自然崇拜，掺杂着自然与超自然等种种因素。"震"的本意指霹雳，源于雷电。春天河蚌开口之时称为"辰"，在"辰"字的上半部再增加"雨"字，就组成"震"。如《周易·说卦传》所说，"震为雷，为龙"。自西汉起，我国有了社会救灾机制，政府"建仓积粮"，有了常平仓、社仓、义仓和营仓，大震后会实施减免赋税，赈济灾民，还常态化地把地震作为一项特定的灾异记入正史和《五行志》，为后世积累了数据和资料。东汉时王充提出"地固将自动"，认为地震是大地的自然运动。张衡秉持继承了这种科学思想，并创制了人类第一台地震仪器——地动仪，且成功地检测到134年12月13日的陇西地震。清康熙学习西方科学知识，写出了具有新思想的科学文章《地震》，很多观点与现代地震学符合。比如，具有了震中的意识："适当其始发处，甚至落瓦倒垣，裂地败宇。而方幅之内，递以近远而差。"察觉到了震源和波动作用："其发始于一处，旁及四隅。凡在东西南北者，皆知其所自也。"解释了地下水的变化："至于涌泉溢水，此皆地中所有，随此气而出耳。"发现了震源深浅会有不同影响："深则震虽微，而所及者广；浅则震虽大，而所及者近。广者千里而遥，近者百十里而止。"近代以来，国人对于地震的科学探索也未停止脚步。1942年，李善邦设计制造了中国第一台现代地震仪器"霓式地震仪"。而今天，我们已拥有全国基本台网和大地震速报台网，可以由地震仪记录下来，并报送到中国地震局分析预报中心，形成基于科学观念的预测预报、抗震救灾应对体系。

2022年9月5日12时52分，四川甘孜州泸定县发生6.8级地震。截至9月11日17时，地震已经造成93人遇难。地震还导致11余万人受灾，5万余间房屋损坏，道路、通信、电力、水利等基础设施不同程度受损，诱发多处滑坡、崩塌、堰塞湖等次生灾害。习近平总书记作出重要指示，要求把抢救生命作为首要任务，全力救援受灾群众，最大限度减少人员伤亡。

既往的地震在留下惨痛教训的同时，我们的医疗工作者也积累了丰富的救治经验。以汶川地震为例，由国家中医药管理局牵头，仅用两天就整理出《地震灾后常见病多发病中医药治疗手册》，对40个病种制订了中医药治疗的方案。中华中医药学会组织专家整理出了《汶川大地震灾后伤病康复中医药相关技术专家建议》。根据史籍记载和实践经验，地震之后最常见疾病类型包括外伤/伤口类、内科伤病类、传染流行病类、皮肤病类、其他相关疾病类、心理康复。在环境恶劣、物资紧张的灾区，中医药应对灾情所需物资较为简单，治疗方法简便易行，更利于在灾区推广。例如，在医疗条件不允许的环境下，医护人员可以就地取材，制作小夹板（塌方后的木板、桑树皮、纸板）救治地震灾后常见的骨折患者（评估全身情况平稳，判断为闭合式骨折），以缓解痛苦。以中医推拿进行治疗，可以恢复骨折康复期患者的肢体功能；局部红花泡酒推拿，可以减少压疮的发生。此外，通过接触和治疗时的沟通，其舒缓患者紧张、减轻肉体痛苦和驱散心理压抑感的效果往往超过一般的药物治疗，故此可缓解患者腹泻、纳少、易惊、噩梦等非外伤患者的症状。另有以耳穴埋豆治疗地震不寐患者；以简、易、效、廉的针刺治疗急性腰扭伤、皮肤或皮下组织感染、创伤后应激障碍，抑或通过灸法扶正祛邪，以抵御外邪气侵袭，减少大灾后瘟疫或一些流行性传染病的传播。还有移情易性、说理开导、导引吐纳、五行音乐等情志治疗方法。例如，"情志疏导八法"就是一种运用于地震后患者的中医心理干预，结合中医情志护理，可以较好改善多发性骨折患者的焦虑、抑郁、失眠等症状，从而降低创伤后应激障碍的发病率。同时，在洪涝灾害中发挥作用的药食同源、熬大锅汤（协定处方）、八段锦养生功法等，也非常适合在地震灾害后派上用场。这些方法在之前的地震灾害（2013年7月22日的甘肃岷县漳县地震）中也被使用，并取得了良好效果。此外，我们还要结合此次地震发生时期正值四川新冠肺炎疫情仍不平稳的情况，抗震救灾、救治患者的同时，不能放松对新冠肺炎疫情的防控，但好在中医学在与灾后传染病的斗争中发展、提高，形成了自身的体系，积累了宝贵的经验。这些难能可贵的实践经验，可以为此次地震灾害后可能出现的疫情和群体疾病防控提供参考。鉴于此，我们组织北京、四川、云南、河北、河南等多地中医急救专家，紧急编写了这本《地震灾害疾病中医药防治手册》，以为抗震救灾、保卫人民生命安全尽绵薄之力。

　　由于时间仓促，编写过程中错漏之处在所难免，希望读者能及时指出，以便修订时进一步完善。

中华中医药学会急诊分会主任委员

刘清泉

2022年9月12日

目　录

第一部分　地震灾害后的中医急救与疾病预防

第二部分　地震灾害后常见疾病的中医药治疗

第三部分　地震灾后情志病中医药治疗

第四部分　医籍备查

地震灾害后的中医急救与疾病预防

第一章　地震灾后创伤急救概述

一、第一目击者创伤救治原则

现场救护是立足于突发伤病现场的抢救，是在医院外环境下，针对家庭、工厂、街道，以及交通事故现场等所有事发地点对患者的初步救护。如果在突发伤病与事件的"第一现场"，有受过急救知识训练的"第一目击者"，在"第一时间""第一现场"实施有效救护，将对挽救生命、减轻伤残起到至关重要的作用。

（一）三个"第一"概念

1. "第一目击者"是指第一个抵达急救现场，接受过现场急救培训，并获得相关证书的目击者。

2. "第一现场"是指突发伤病与事件发生的现场，往往形势复杂、情况多样，甚至因现场环境导致的伤害与风险层出不穷。应把"现场安全"作为现场救护的核心。

3. "第一时间"是指院外常见急性威胁生命的疾病与事件决定生死的最佳救治时效，包括判断识别、紧急呼救和初步急救，强调"时间就是生命"。"第一时间"不仅是一切伤病急救的开始和基础，也是急救链上独立而关键的环节，其质量优劣直接决定患者生存与否，任何失误和延误均可导致不良预后。

（二）救治原则

1. 快速判断

（1）初步评估　第一目击者应迅速通过周围环境、人员、受伤的部位判断受伤原因及病情。清醒的患者应通过交流了解突发意外伤害的原因及情况；意识不清或昏迷者则通过旁观者、家属或查看是否携带病历信息卡片等，发现线索，进行初步判断。

（2）判断患者意识　观察患者的意识、呼吸、脉搏、心搏、肢体的活动度，面色及皮肤颜色与温度改变等，判断患者损伤程度，轻拍患者肩部并大声呼叫"您怎么了"，评估患者的反应。

（3）判断呼吸和脉搏　直接观察胸部或上腹部有无起伏可判断患者的呼吸状况；也可以通过听患者口、鼻有无呼吸音，或用面颊感觉有无气流的吹拂感等方法来参考判断，非医务人员只判断呼吸，时间限定在 5 ～ 10 秒。

（4）检查颈动脉搏动　现场如有医务人员，同时检查患者颈动脉搏动，急救人员一手食指和中指并拢，在甲状软骨旁开 0.5 ～ 1.0 cm 处，至胸锁乳突肌内侧缘凹陷处即可触及颈动脉。

2. 紧急呼救

发现患者无反应、无意识及无呼吸，要紧急呼救，施救者立即或指派现场某人拨打 120。

（1）定位准确　患者所处的街道、小区名称和楼栋及门牌号码，或者毗邻的特征性标志物等详细位置。若为高速公路事故，务必讲明车辆朝向哪个方向，大约在多少公里处。

（2）确定患者情况　包括症状、人数、诱因等有价值的信息。

（3）保持畅通联络　不要轻易挂断急救电话，有条件者可在指挥中心调度员指引下，实施高质量的心肺复苏或其他急救措施，一旦救护车到达，迅速引至现场。

（4）协同报警　遇不明原因的伤害或车祸时，应拨打 110 或 122 报警，有些地区已施行系统联动机制的，可协同报警。实现互联网与手机 APP 求救，并启动社会应急力量，能够缩短互救时间，提高患者生存率。

3. 初步急救

初步急救时间是决定现场救护效果的关键。

心搏呼吸骤停的黄金急救时间是 4 ～ 6 分钟，"白金十分钟"是决定创伤急救成功率的关键时间。气道异物阻塞如不立即解除，在 4 ～ 7 分钟可引起呼吸心搏骤停；淹溺从发生到死亡为 4 ～ 10 分钟；食物中毒须在 1 ～ 2 小时进行催吐，阻止毒物吸收；毒蛇咬伤后，毒素 3 ～ 5 分钟即被吸收，患者应立即进行绑扎伤肢、冲洗伤口、局部降温、切开排毒等处理。

（1）治疗分类　①需要立即复苏的患者：气道、呼吸、休克优先；呼吸道阻塞，中、重度休克患者应立即进行复苏（如大量失血、多处伤、复合伤、严重挤压伤）。②需要立即手术的患者：有窒息危险的颌面颈部伤，胸腔内脏伤（开放性气胸、大量血胸、心包积血、张力性气胸等征象的）；严重的内出血（腹腔内出血、进行性颅内血肿等）需要在手术的同时进行复苏。③可延迟手术的患者：包括内出血不多的腹腔脏器伤，如胃肠道伤、胆道系统伤、泌尿系统伤；没有窒息威胁的胸部伤，有进行性意识障碍的闭合性颅脑伤；四肢血管伤，上过止血带的肢体伤；需要清创的患者。

（2）紧急救治措施　①呼吸困难的患者，立即清除口鼻腔分泌物和异物，气管内插管，或做气管切开术，保持气道通畅。②未停止的活动性出血，根据情况采用填塞、钳夹或结扎止血。③有进行性意识障碍的颅脑穿透伤，用咬骨钳扩大颅骨孔排血，记录患者的意识、瞳孔大小、对光反射等情况。④开放性气胸、张力性气胸、大量血胸、心包积血、浮动胸壁、严重纵隔气肿的处理。⑤高度膀胱胀满，不能自行排尿的患者，应导尿或做耻骨上膀胱穿刺排尿。⑥给以适当的止痛剂。

二、现场环境评估

现场环境安全隐患直接威胁突发事件现场所有人员的生命，并影响救治质量。因此，第一目击者应先排险后再救护，只有有效确保营救人员的安全，才能有效营救遇险人员。

第一，应用视觉、听觉、嗅觉评估现场环境有无持续危险因素存在。

地震现场应评估包括是否有余震或引起倒塌、塌方、火灾、爆炸等二次损伤，坠落的电线是否带电等；应迅速离开通风不良的现场，避免发生吸入性损伤和窒息等；分辨现场是否存在化学性污染、毒气等，防止毒性气体吸入体内。交通事故现场应先设置道路障碍并警示后才能施救。如现场高危因素仍存在，请保持安全距离，避免人员伤害，并立即拨打120、110、119等紧急电话。

第二，确认现场周围环境，包括地形、地貌等地理条件，现场周围可以利用的资源。

第三，确认现场的范围及规模，包括人员伤亡的数量和程度，公共设施及环境破坏程度，需要何种支援，可能采取的救援行动。

第四，必须选择好进入、撤出现场的路径，保证现场救援顺利进行。

第五，熟习国际通用环境安全预警哨音。

1.连续三声短促哨音，提示环境危险并立即撤离现场。

2.一声长哨音（3秒钟），提示环境危险，放下手中工作，保持安静。

3.一声长哨、一声短哨，提示环境危险解除，恢复救援。

三、检伤分类及处置

面对现场大批患者，救援人员第一步措施就是要进行快速检伤分类，尽快将危重患者从伤亡人群中筛选出来，然后再分别按照伤情的轻重，依先后顺序给予医疗急救和转运送医院。因此，灾难救援现场的检伤分类是救援成功与否的第一重要环节。

（一）检伤分类的四个等级、标识与救治顺序

按照国际公认的标准，灾害现场的检伤分类分为四个等级：轻伤、中度伤、重伤与死亡，统一使用不同颜色的伤情识别卡，以便加以标识。

红色标识：也称"第一优先"，表示伤病情十分严重，随时可致生命危险，需立即抢救。如呼吸心搏骤停、气道阻塞、中毒窒息、活动性大出血、严重多发性创伤、重度休克、昏迷、神志不清、开放性胸腔创伤、开放性腹腔创伤、腹部或骨盆压伤、颈椎受伤、令远端脉搏消失的骨折、股骨骨折、50%皮肤二度或三度烧伤等。

黄色标识：伤病情严重，应尽早得到抢救，也称"第二优先"，延后治疗。如各种创伤、复杂或多处的骨折、急性中毒、中度烧烫伤、颈椎以下的脊柱受创、中度失血或失血量少于1000mL、头部严重受创但仍然清醒、背部受伤、服用药物过量但情况还稳定等。

绿色标识：患者神志清醒、身体受到外伤但不严重、疾病发作已有所缓解等，可容稍后处理，等待转送，也称"第三优先"，期待治疗。如不造成休克的软组织创伤，< 20%的二度烧伤，并不涉及外生殖器，不造成远端脉搏消失的肌肉或骨骼损伤，轻微出血等。

黑色标识：确认已经死亡或无法救治的创伤。有明确死亡特征，存在呼吸停止、颈动脉搏动消失、心音不可及、心电图显示无心电活动。

标识既是表明该伤病患者伤势病情的严重程度，同时也代表其应该获得

救护、转运先后与否的程序。

标签一定要佩戴在患者的衣服、手腕等身体明显部位，以清楚明白地告知现场的救护人员，避免因现场忙乱，患者较多，以及抢救人员及装备不足等情况下，遗漏了危重的应"第一优先"抢救的患者，或者有限的医疗资源抢救力量用在并非急迫需要抢救的患者身上，而真正急需者得不到优先。

（二）院前初级检伤分类方法

首先，命令所有可以行走的患者站到一边，给予黄色标识或绿色标识。

第二，对原地不动的患者再行检伤分类，命令有意识的患者示意，确认无其他生命体征障碍，给予黄色标识。

第三，对剩余的患者生命体征进行鉴定，有生命体征存在，用红色标识；无生命体征存在，用黑色标识。

（三）简明检伤分类法：START 法

这是目前国际通用的一种快速、简单的检伤分类方法。START 是取五个英文字首而成，即简单地（simple）、分类（triage）、和（and）、快速的（rapid）、治疗（treatment）。使用这种方法评估每一个患者，时间不超过一分钟。其评估顺序按照 ABCD 的顺序进行。

1. 行动能力检查

自动行走能力→自如→延迟处理→轻伤或重伤，绿标或黄标；不能行走→开始 B 步骤→检查呼吸。

2. 呼吸检查

没有或极微弱→打开气道→呼吸停止→死亡，黑标。

有呼吸→＞30 次/分钟，或＜6 次/分钟→危重，红标。

呼吸＜30 次/分钟，或＞6 次/分钟→开始 C 步骤→循环检查。

3. 循环检查

桡动脉搏动不存在→毛细血管复充盈＞2 秒→危重患者，红标。

桡动脉搏动存在→毛细血管复充盈＜2 秒→开始 D 步骤。

4. 意识状态检查

不能回答问题→不能按指令动作→危重伤，红标。

能正确回答问题→能按指令动作→轻伤或重伤，绿标或黄标。

5. 判断患者是否属于中度伤

如果患者没有任何一项危重情况，但受伤部位在人体的重要解剖位——CHANS，即头（H）、颈（N）、胸（C）、腹（A），或者脊柱（S）任一部位的开放伤即使全部生命体征都保持稳定，仍应属于中度伤（黄标）。

单纯长骨骨折，无体表伤但存在头晕、腹痛、恶心、呕吐、某处严重疼痛及活动受限，以及特殊原因导致的伤害，如烧伤、中毒、毒蛇咬伤、放射性损伤等，均归为中度伤（黄标）。

检伤时应选择合适的检查方式，尽量减少翻动患者的次数，避免造成"二次损伤"，在检伤与抢救发生冲突时以抢救为先。

（三）紧急处置技术

心肺复苏，有效止血，正确包扎，有效固定，安全搬运，开通静脉，是每个急救人员经常使用和必须熟练掌握的技术，这些技术得到及时、正确、有效的应用，能起到挽救患者生命的关键作用。

1. 严重创伤气道管理技术

创伤急救首要工作是建立和保持气道开放。

（1）气道通畅/阻塞程度判断。①气道评估：通过视、听、触进行评估；观察口唇颜色；意识状态，是否使用辅助呼吸肌呼吸。打鼾或咕噜声、喘鸣或呼吸音异常、焦虑不安（低氧时）、呼吸费力或反常呼吸、发绀。特别警惕气道异物、伴呼吸困难的胸部创伤、颈椎损伤。此时，静脉给予镇静药为绝对禁忌。②气道阻塞的指征：打鼾或打呼噜、喘鸣、躁动（低氧）、呼吸费力（使用呼吸辅助肌）、胸壁异常动度、发绀。

（2）气道管理基本技术。①基本的无创技术：托起下颌，将下颌前推；放置口咽通气道，或鼻咽通气道。②基本的有创技术：气管内插管，切开环甲膜造口。③气管内插管的指征：用其他手段难以维持气道通畅，用其他手段难以维持通气，有误吸的危险，为避免高碳酸血症（如头部损伤）。④环甲膜造口术的指征：多次行气管内插管不成功，或无法行气管内插管，但仍有建立人工通气道的指征患者，自主呼吸不能维持正常生理需要。

（3）呼吸管理技术。创伤急救第二个步骤是进行充分的通气。给氧（有条件时）、人工通气、气胸排气减压、血胸引流。①呼吸评估：查看呼吸次数很有必要，并注意是否存在以下情况：发绀，穿透伤，连枷胸，开放性胸外伤，有无辅助呼吸肌参与呼吸动作。②触诊要点：注意气管移位、肋骨骨折、皮下气肿。③叩诊要点：鉴别有无血胸和气胸。④听诊要点：气胸（患侧呼吸音减低）、异常呼吸音。

如果在 X 线检查前就存在呼吸困难，可先行肋间隙穿刺，在胸膜腔放置引流管，引流血液和气体。当存在插管指征但又无法插管时，可直接切开环甲膜，建立气道。

（4）张力性气胸的处置。张力性气胸临床特点：呼吸困难、心动过速、低血压、颈静脉怒张、叩诊呈鼓音、气管移位。张力性气胸是临床诊断，要在行 X 线检查之前给予治疗。张力性气应该立即排气减压，用粗穿刺针在患侧第二肋间隙锁骨中线穿刺排气，随后行正规胸腔闭式引流。

（5）在创伤致死的患者中，约 1/4 可归因于胸部损伤。即刻死亡则主要是由于心脏和大血管破裂。胸部损伤所致的早期死亡多见于气道阻塞、心包填塞或误吸。大多数胸部损伤患者只需简单处理，而不需要手术治疗。

出现呼吸窘迫综合征，最好的治疗方法是放置一根较粗的胸腔引流管。插入胸腔引流管后出血停止，出血量在 500～1500mL 的血胸，可单用这种闭式引流方法治疗。插入胸腔引流管后，出血量大于 1500～2000mL，或者仍有活动性出血，且出血量在 200～300mL/h 的血胸是需要进一步治疗的指征，如开胸手术。

肺挫裂伤多见于胸部损伤，很可能危及患者生命安全。症状出现较慢，病程可延及伤后 24 小时。肺挫裂伤可能发生在一些高速事故中，如高空坠落伤、高速度弹道伤。其症状和体征包括气短（呼吸急促）、低氧血症、心动过速、呼吸音减弱或消失、肋骨骨折、发绀。

开放性胸外伤患者由于患侧肺暴露在大气下，可发生肺萎陷和纵隔向健侧移位，救治必须迅速。必须设法堵住胸壁破口，如使用塑料袋，直到抵达医院。严重者需给予肋间引流、气管插管和正压通气。

气管或主支气管破裂：是比较严重的创伤，其死亡率至少在 50% 以上。支气管破裂中的绝大多数（80%）是在隆突下 2.5cm 以内。常见症状或体征包括咯血、呼吸困难、皮下和纵隔气肿，偶见发绀。

2. 循环管理与休克管理技术

创伤急救第三个重要的步骤是建立良好的循环。所谓休克，是指器官灌注和组织氧合不足。在创伤患者最常发生的是低血容量性休克。

（1）循环评估　注意血压、心率、毛细血管再充盈、末梢体温、皮肤黏膜颜色、尿量的观察；警惕腹腔内创伤、胸腔内创伤、长骨骨折、骨盆骨折、穿透伤、头皮伤。

（2）出血位置与失血量　见表1-1。

表 1-1　出血位置与失血量

出血位置	失血量
接近股动脉	1.5～2L
接近胫动脉	500mL
骨盆骨折	3L
肋骨骨折（每根）	150mL
血胸	2L
手掌大的伤口	500mL
拳头大的凝血块	500mL

（3）常见隐蔽性失出血位置　腹腔、胸膜腔、股骨干、骨盆骨折、头皮（儿童）。

（4）出血的类型　可延后处理的出血通常是周围性出血；需急诊处理的出血，如腹腔内出血，需要手术止血出血，需要液体复苏的出血。

（5）休克的诊断依据　低血压、心动过速、呼吸急促，以及低体温、面色苍白、四肢湿冷、毛细血管再充盈时间延长、尿量减少。

（6）出血性休克（低血容量性休克）　是创伤后最常见的休克类型，多见于急性失血或失液。创伤后的失血量常难以估计，尤其对于钝挫伤患者容易低估失血量。需要注意胸膜腔和腹腔可能隐藏有大量的血液、股动脉干破裂时，失血量至少可达2L。骨盆骨折时，失血量常超过2L。

（7）心源性休克　原因多为心功能低下，常见原因：心肌挫伤、心包填塞、张力性气胸（由此导致回心血量骤减）、心脏穿透伤、心肌梗死；此时颈内静脉压的测定非常必要，有条件时应监测并记录心电图。

（8）神经源性休克　见于脊髓损伤等引起的交感神经张力下降，多伴有低血压，可不伴反射性心动过速或皮肤血管收缩。

（9）感染性休克　创伤早期少见，但多为创伤后几周内导致患者死亡的直接原因（通过多器官功能衰竭），最常见于腹部穿透伤和烧伤患者。

（10）循环复苏的措施　循环复苏措施目的是恢复组织氧供。循环复苏时，应首先考虑液体复苏。建立良好的静脉通道必不可少，这需要置入至少两个大直径静脉套管（14～16号），必要时切开周围静脉。

如果有可能所输注的液体（晶体液，如生理盐水），应预先加温以维持体温稳定（可将晶体液放入温水桶中加热）。应注意低体温可导致凝血机制紊乱，应及时采样做实验室检查和交叉配血。

尿量是反映循环储备的一个指标，不应少于0.5mL/kg·h。意识不清的患者，如持续处于休克状态，则需保留尿管。

当持续存在血流动力学不稳的情况时，除输液外（包括晶体液和胶体液），还应考虑输血；血红蛋白水平低于70g/L，而且患者仍活动性出血时，就必须认真考虑输血问题。如果没有条件做血型测定或交叉配血，应先使用O型Rh阴性的浓缩红细胞。

输血首先要考虑到采血困难。应注意可能存在血型不符、传染乙型肝炎病毒和HIV病毒的风险，既使是患者自己的亲属供血，也存在以上风险。

（11）并发损伤　创伤时有可能并发以下几种损伤，并具有较高的死亡率。

心肌挫裂伤：在一些伴有胸骨或肋骨骨折的胸部钝挫伤患者，多并发心肌钝挫伤。其常见表现有心电图异常和肌酶谱升高，其症状需与心肌梗死进行鉴别。如果有条件，应给予心电图监测。这种损伤的发生率很高，可能成为日后猝死的一个原因。

心包填塞：心脏穿透伤是城市地区突发死亡的一个主要原因。心脏钝挫伤很少伴有心包填塞。如果怀疑有心包填塞，应尽早实施心包穿刺术。常见症状或体征包括休克，静脉怒张，四肢湿冷但没有气胸，心音消失。心包穿刺术是首先治疗措施。

胸部大血管损伤：肺静脉和肺动脉的损伤常常是致命的，是即刻死亡的主要原因之一。

胸主动脉破裂：多发生于严重的减速伤患者，如交通事故伤或高空坠落伤。因为正常心排血量约为 5L/min，而成人总血容量仅为约 5L，所以，主动脉破裂的死亡率很高。

四、避免二次损伤

（一）避免二次损伤原则

1.医患双方均应当警惕，在某些特殊的情况下，脊柱损伤的症状容易被其他损伤掩盖，如闭合性的颅脑和面部损伤的患者，这类损伤在患者头部遭受暴力时，往往容易合并颈椎损伤。

2.对损伤脊柱和脊髓的保护，开始于事故现场。

3.正确的搬运和固定，可以有效地保护脊柱损伤患者的神经功能，避免神经损伤的进一步恶化。

4.人工维持患者脊柱制动，直至将患者固定在长的脊柱板上。

5.对于严重创伤的患者，应在到达现场后 10 分钟内开始运转，迅速将其转运至附近合适的医疗机构。

6.在转运至医院途中，要进行复温和静脉输液。

7.在危及生命的损伤得到控制或排除后，可询问患者病史，进行再次评估检查。

8.首要的是不能造成进一步损伤。

（二）防止二次损伤处理措施

1.坚强的颈托固定。

2.有力的侧方支持。

3.在搬运过程中，保持脊柱轴线稳定。

（三）常用脊柱固定与搬运手法

具体见图 1-1 ～图 1-7。

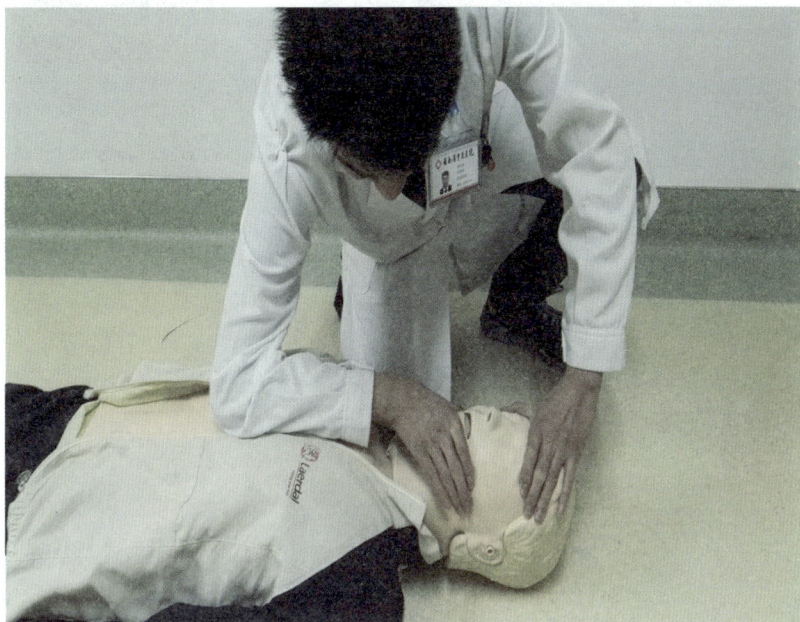

图 1-1 头胸锁

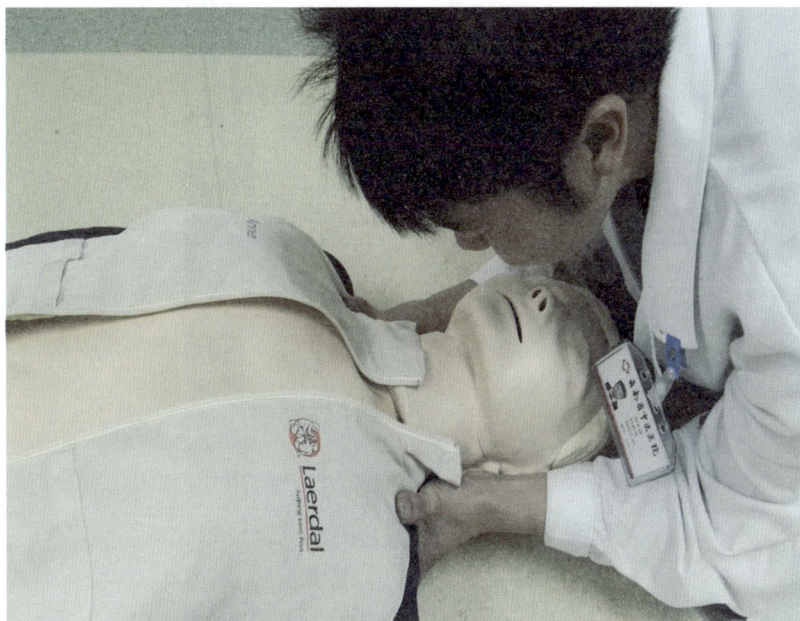

图 1-2 双肩锁

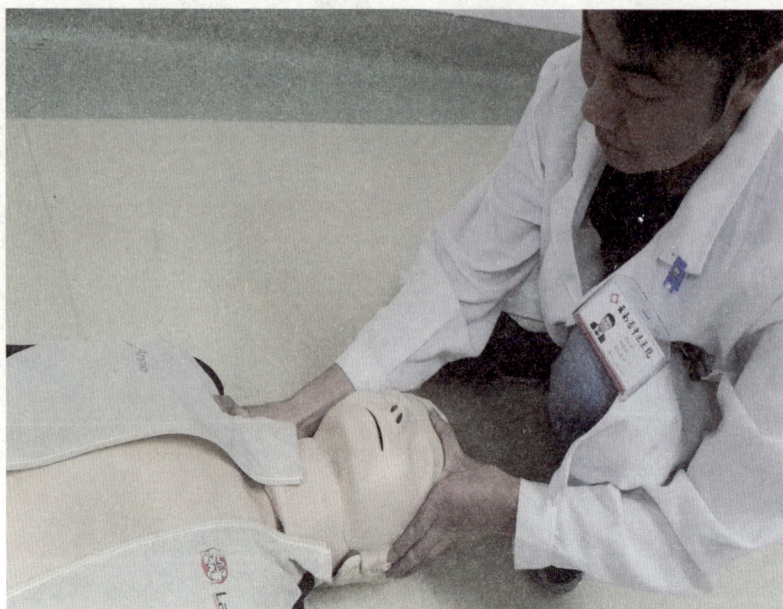

图 1-3 头肩锁

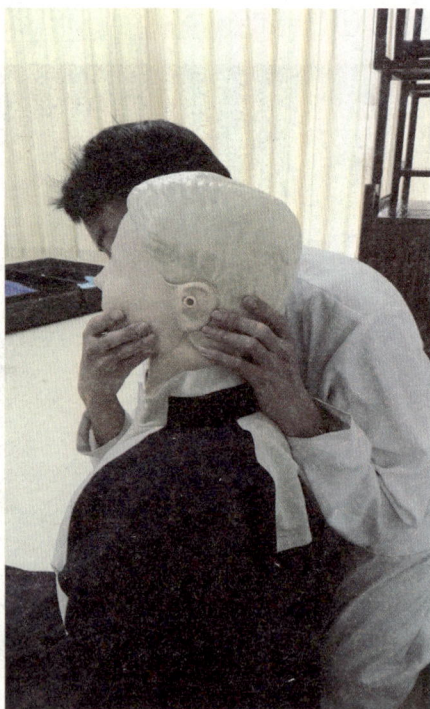

图 1-4 胸背锁

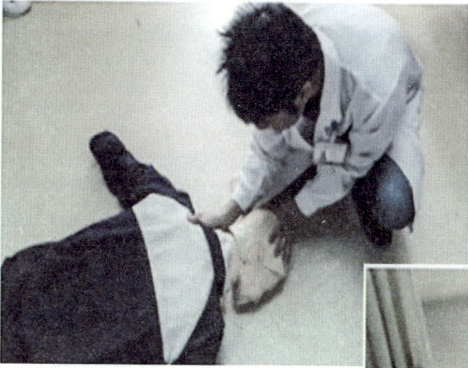

（1）

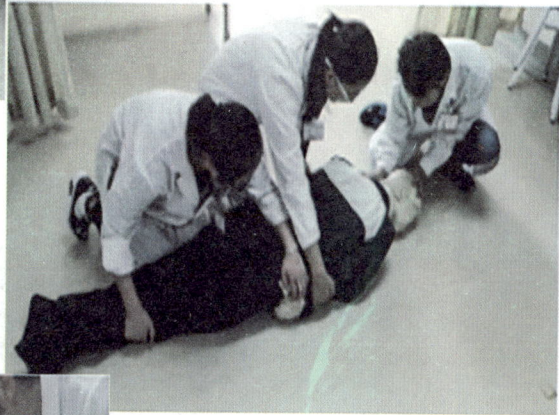

（2）

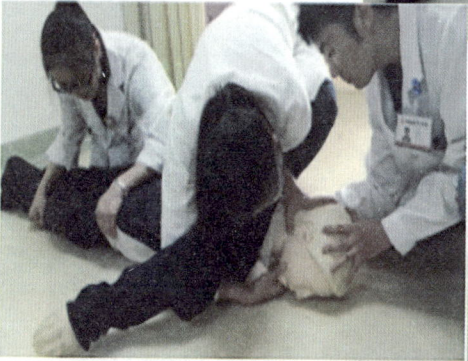

（3）

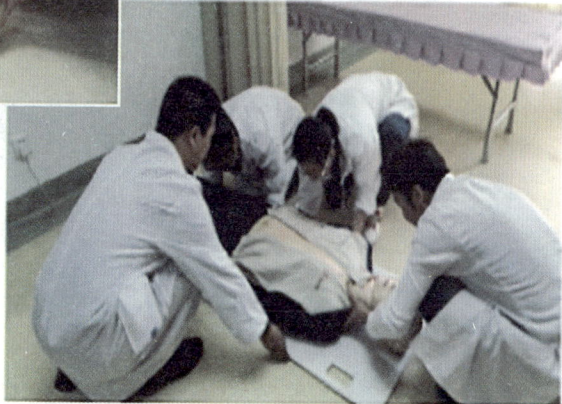

（4）

图 1-5　俯卧位患者翻转搬运

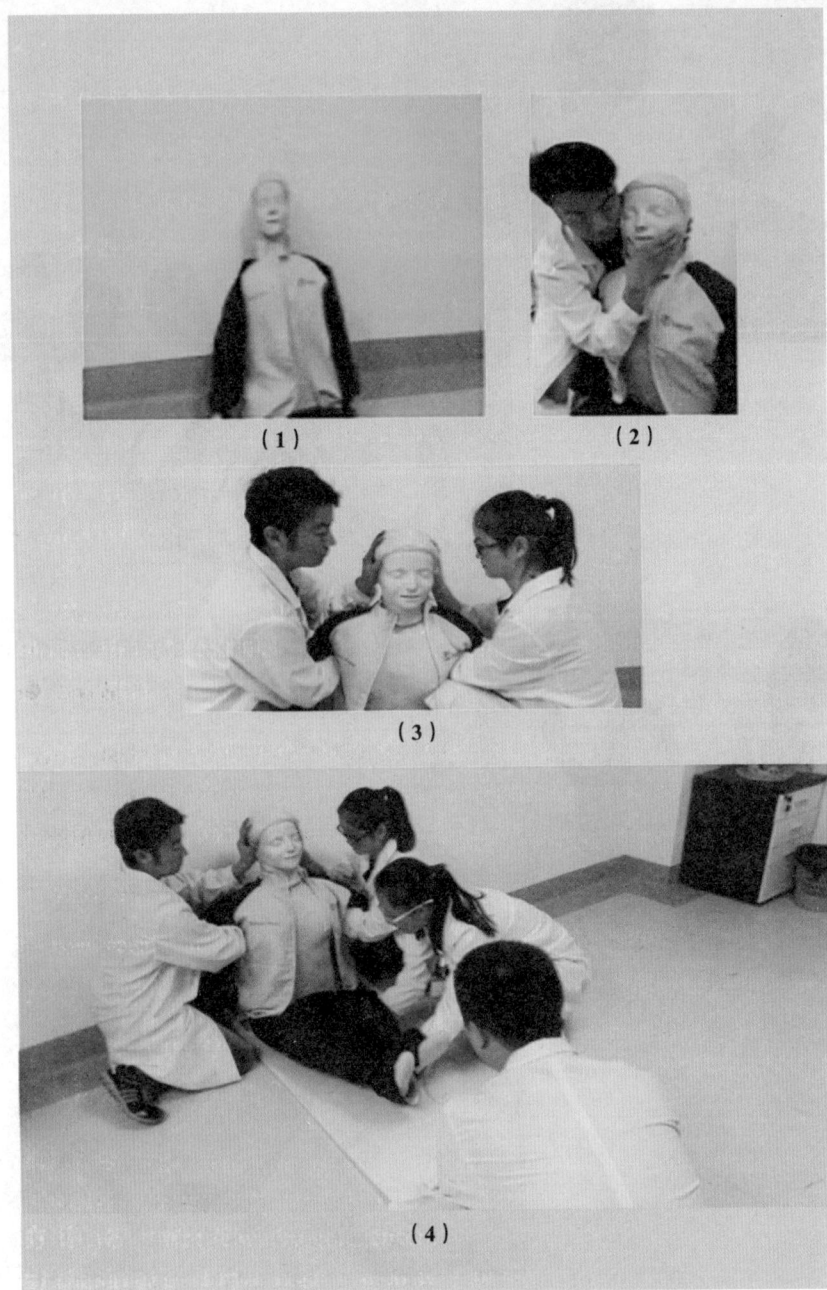

（1）

（2）

（3）

（4）

图1-6　坐位患者的搬运

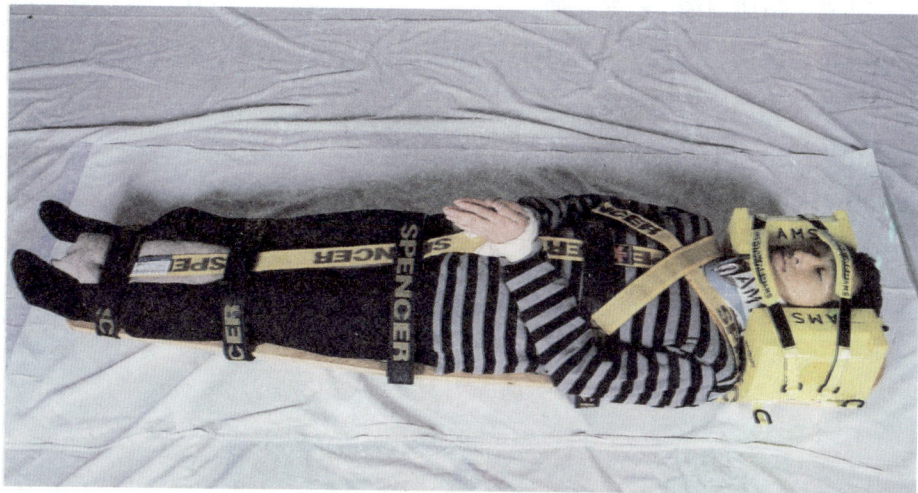

图 1-7　硬质担架患者固定

五、常用中药的采集与主治功效

（一）活血化瘀类

1. 丹参

性味归经：味苦，性微寒。归心、肝经（图 1-8）。

功效：活血祛瘀，通经止痛，清心除烦，凉血消痈。

主治：胸痹心痛，脘腹胁痛，癥瘕积聚，热痹疼痛，心烦不眠，月经不调，痛经经闭，疮疡肿痛。

用法用量：根及根茎入药，煎服，10～15g。活血化瘀宜酒炙用。

禁忌：不宜与藜芦同用。

2. 红花

性味归经：味辛，性温。归心、肝经（图 1-9）。

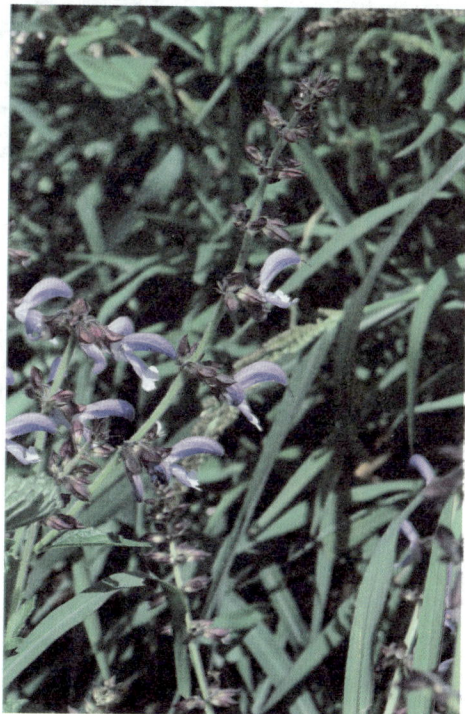

图 1-8　丹参

功效：活血通经，散瘀止痛。

主治：经闭，痛经，恶露不行，癥瘕痞块，胸痹心痛，瘀滞腹痛，胸胁刺痛，跌仆损伤，疮疡肿痛。

用法用量：干燥花入药，煎服，3～10g。

禁忌：孕妇慎用。

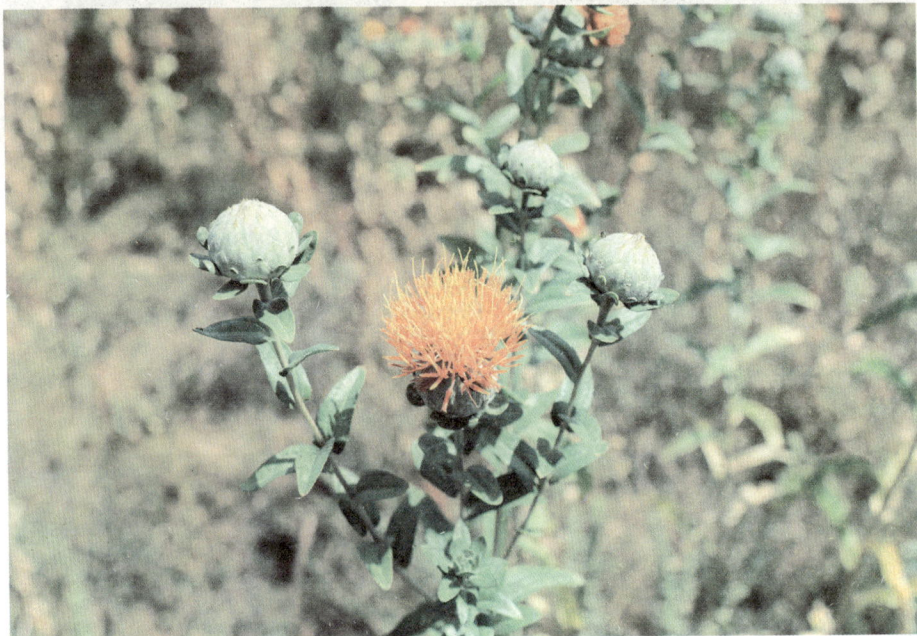

图1-9　红花

3. 益母草

性味归经：味苦、辛，性微寒。归肝、心包、膀胱经（图1-10）。

功效：活血调经，利尿消肿，清热解毒。

主治：月经不调，痛经经闭，恶露不尽，水肿尿少，疮疡肿毒。

用法用量：煎服，9～30g；鲜品12～40g。

禁忌：孕妇慎用。

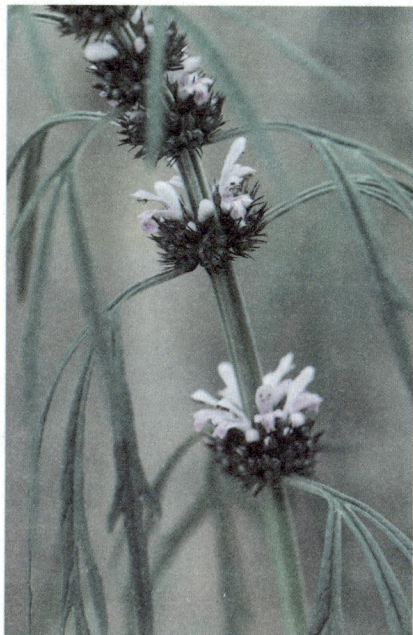

图 1-10　益母草

（二）清热解毒类

1. 重楼

性味归经：味苦，性微寒，有小毒。归肝经（图 1-11）。

功效：清热解毒，消肿止痛，凉肝定惊。

主治：疔疮痈肿，咽喉肿痛，跌打伤痛，惊风抽搐，毒蛇咬伤。

用法用量：煎服，3～9g。外用适量，研末调敷。

禁忌：体虚，无实火热毒，阴证外疡及孕妇均忌服。《本草汇言》云："热伤营阴、吐衄血证忌用之。"《本经逢原》云："元气虚者禁用。"

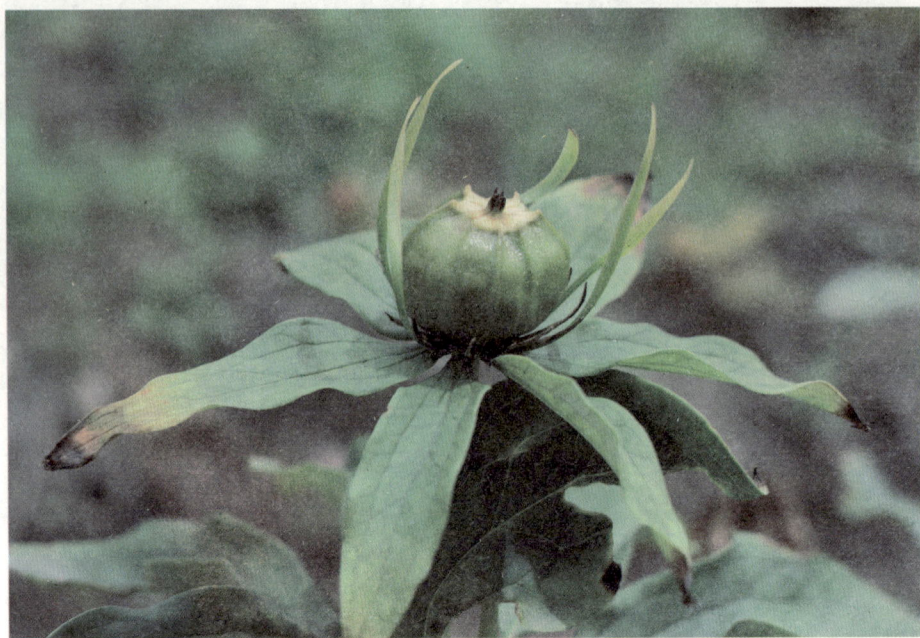

图 1–11　重楼

2. 何首乌

性味归经：味苦、甘、涩，性微温；归肝、肾经（图 1–12）。

功效：生用解毒、截疟；补益精血，润肠通便。

主治：生何首乌有截疟、解毒、润肠通便之效。

用法用量：煎汤内服，10～20g；熬膏、浸酒，或入丸、散。外用：适量，煎水洗，研末撒或调涂。

禁忌：大便溏泄及有湿痰者慎服。忌铁器。

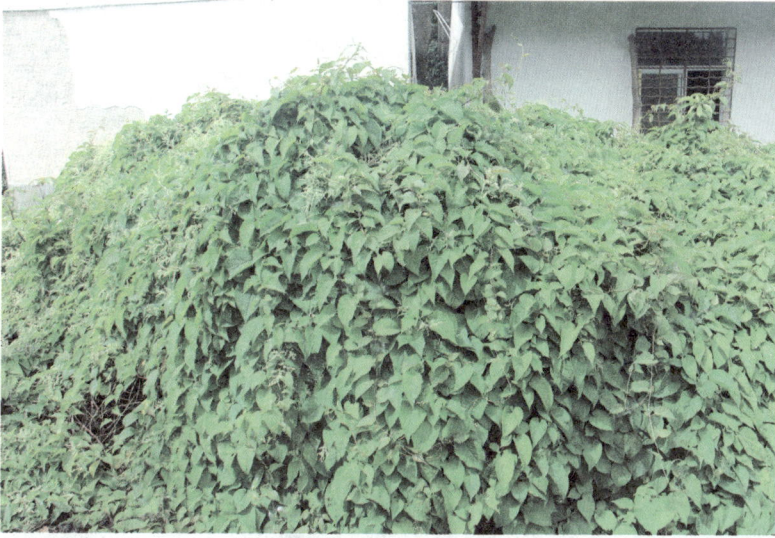

（1）

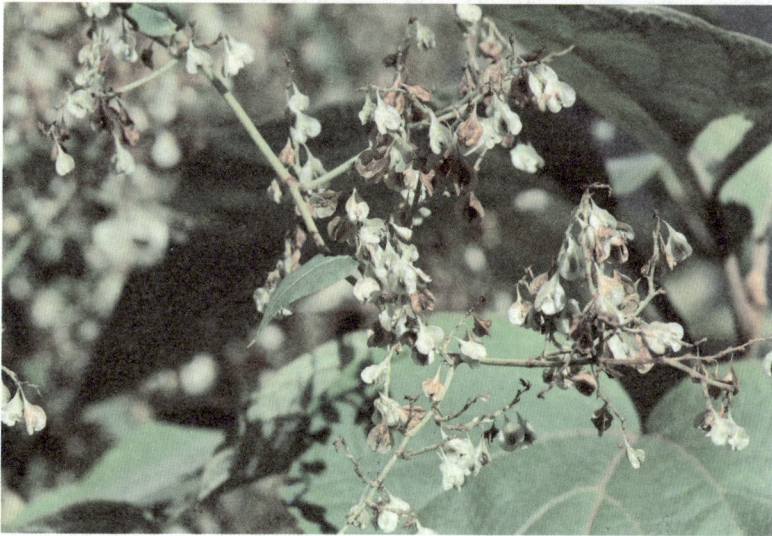

（2）

图 1-12　何首乌

3. 蒲公英

性味归经：味苦、甘，性寒。归肝、胃经（图 1-13）。

功效：清热解毒，消肿散结，利尿通淋。

主治：清热解毒，消肿散结，利尿通淋。用于疔疮肿毒，乳痈，瘰疬，目赤，咽痛，肺痈，肠痈，湿热黄疸，热淋涩痛。

用法用量：煎服，10～15g。外用鲜品适量，捣敷；或煎汤熏洗患处。

注意事项：阳虚外寒、脾胃虚弱者忌用。用量过大可致缓泻。

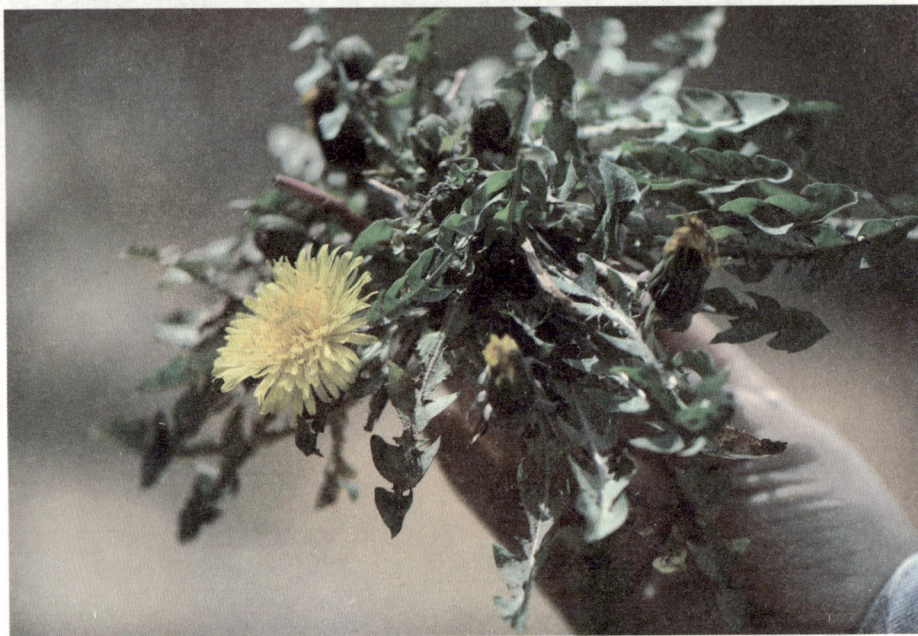

图 1-13　蒲公英

（三）疏风类药

1. 薄荷

性味归经：味辛，性凉。入肺、肝经（图 1-14）。

功效：疏散风热，清利头目，利咽透疹，疏肝行气。

主治：外感风热，头痛，咽喉肿痛，食滞气胀，口疮，牙痛，疮疥，瘾疹，温病初起，风疹瘙痒，肝郁气滞，胸闷胁痛。

用法用量：煎服，3～6g，宜后下（花、叶类及一些气味芳香含挥发性成分多的药材，如薄荷、香薷等，久煮会致香气挥发，药性损失，故宜在其他药物快要煎好时才下，即后下）。

禁忌：薄荷芳香辛散，发汗耗气，故体虚多汗者不宜使用。

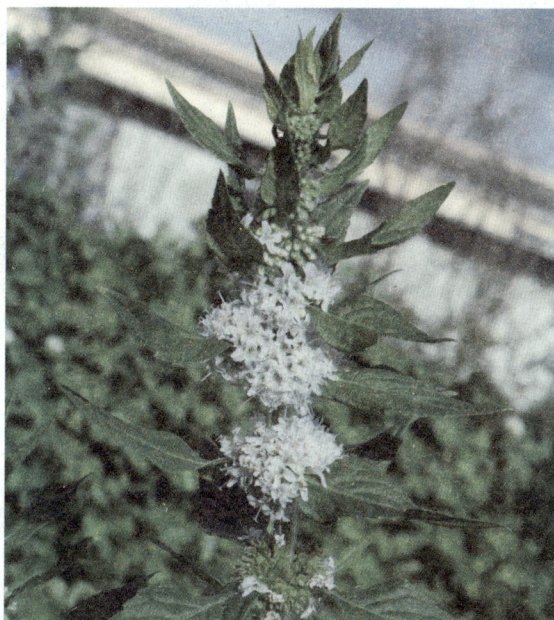

图 1–14　薄荷

2. 牛蒡子

性味归经：味辛、苦，性寒。归脾、胃经（图 1–15）。

功效：疏散风热，宣肺利咽，解毒透疹，消肿疗疮。

主治：风热感冒，温病初起，麻疹不透，痈肿疮毒。

用法用量：煎服，6～12g。

注意事项：牛蒡子性寒，滑肠通便，气虚便溏者慎用。

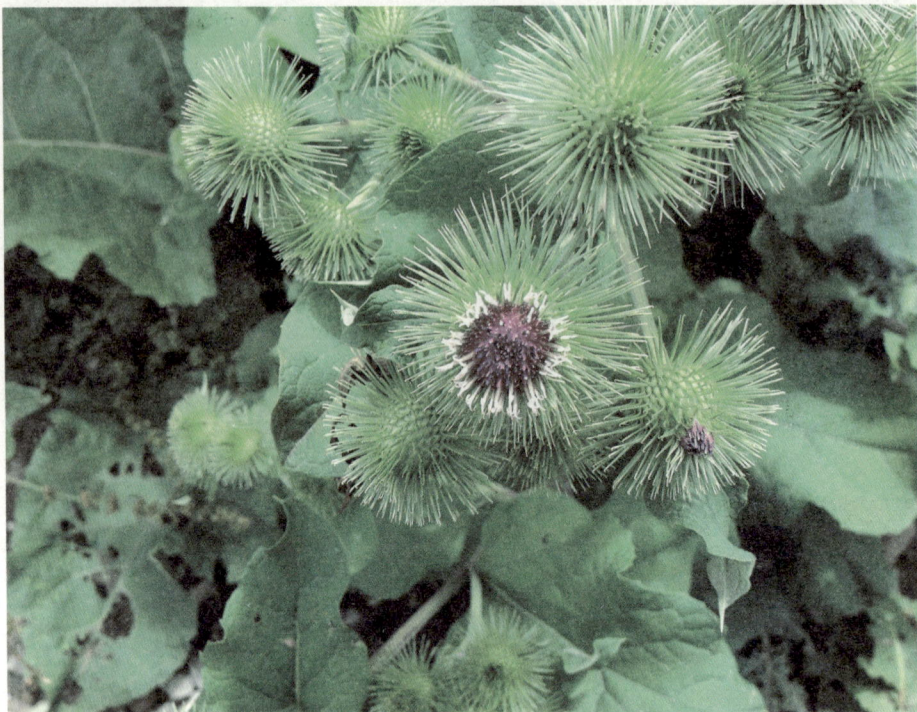

图1-15　牛蒡子

3. 紫苏叶

性味归经： 味辛，性温。归肺、脾经（图1-16）。

功效： 解表散寒，行气和胃。

主治： 风寒感冒，咳嗽呕恶，妊娠呕吐，鱼蟹中毒。

用法用量： 煎服，5～10g。

禁忌： 汗出过多者慎用。

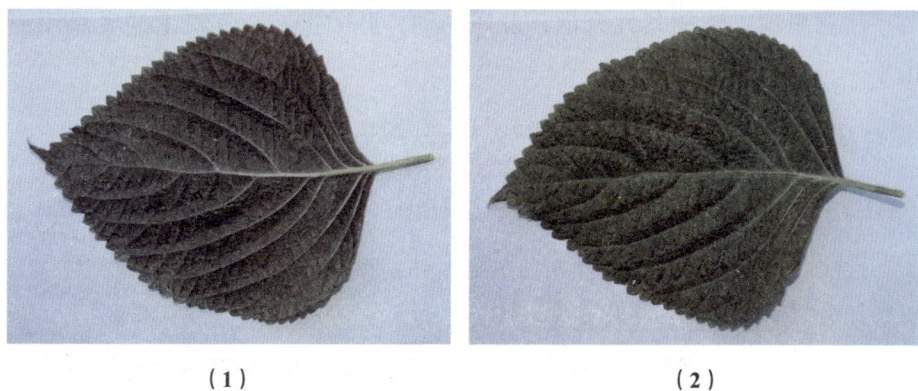

（1）   （2）

图 1-16　紫苏叶

4. 柴胡

性味归经：味苦，性微寒，归肝、胆经（图 1-17）。

功效：和解表里，疏肝解郁，升阳举陷，退热截疟。

主治：感冒发热，寒热往来，胸胁胀痛，月经不调，子宫脱垂，脱肛。

用法用量：煎服，3 ～ 10g。疏散退热宜生用，疏肝解郁宜醋炙，升举阳气宜生用或酒炙。

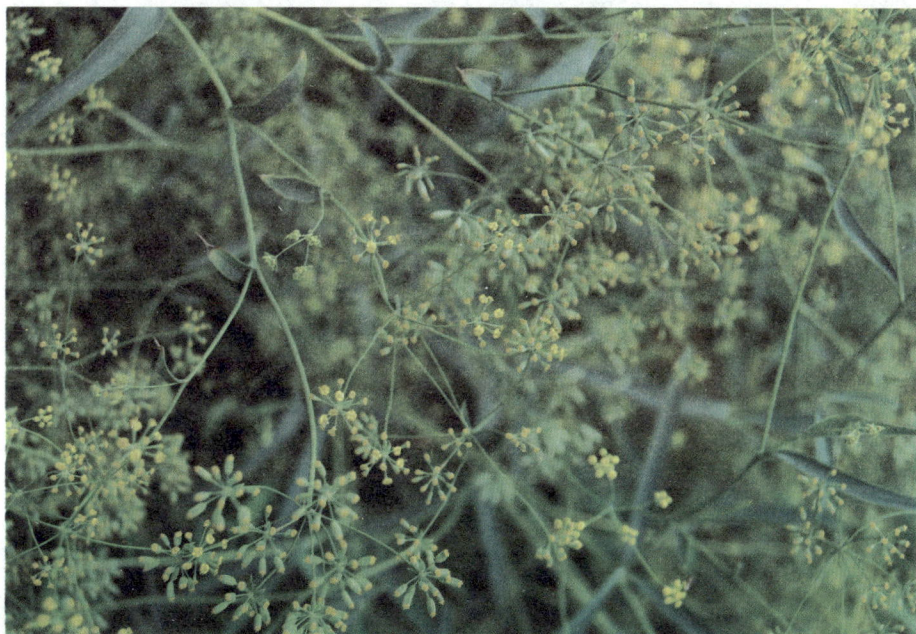

图 1-17　柴胡

注意事项：柴胡其性升散，肝风内动、肝阳上亢、气机上逆者忌用或慎用。

（四）凉血止血类

1. 侧柏叶

性味归经：味苦、涩，性寒。归肺、肝、脾经（图 1-18）。

功效：凉血止血，化痰止咳，生发乌发。

主治：吐血，衄血，咯血，便血，崩漏下血，肺热咳嗽，血热脱发，须发早白。

用法用量：煎服，6 ～ 12g。止血多炒炭用，化痰止咳宜生用。

注意事项：体质虚寒者不宜单用，出血有瘀血者慎用。

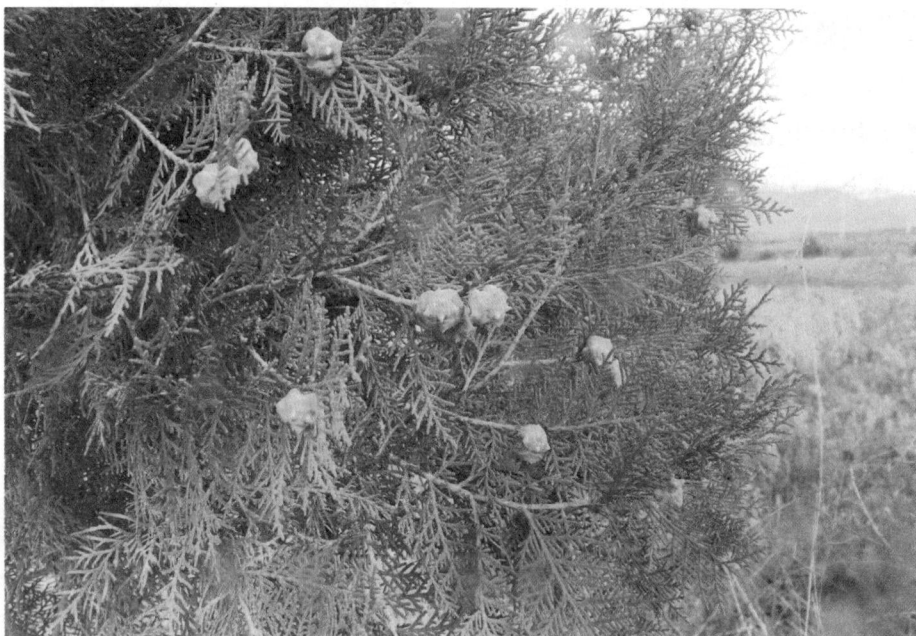

图 1-18　侧柏叶

2. 小蓟

性味归经：味甘、苦，性凉。归心、肝经（图 1-19）。

功效：凉血止血，散瘀解毒消痈。

主治：衄血，吐血，尿血，血淋，便血，崩漏，外伤出血，痈肿疮毒。

用法用量：煎服，5～12g，鲜品加倍。外用适量，捣敷患处。

注意事项：脾胃虚寒而无瘀滞者忌用。

3. 大蓟

性味归经：味甘、苦，性凉。归心、肝经（图1-20）。

功效：凉血止血，散瘀解毒消痈。

主治：衄血，吐血，尿血，血淋，便血，崩漏，外伤出血，痈肿疮毒。

用法用量：煎服，9～15g，鲜品可用至30～60g；外用适量，捣敷患处。

注意事项：脾胃虚寒而无瘀滞者忌用。

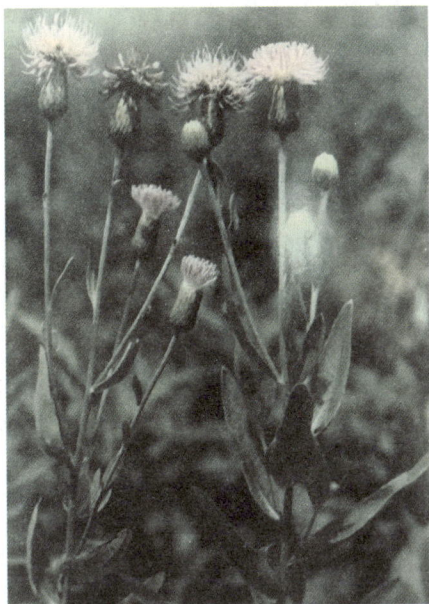

图1-19 小蓟

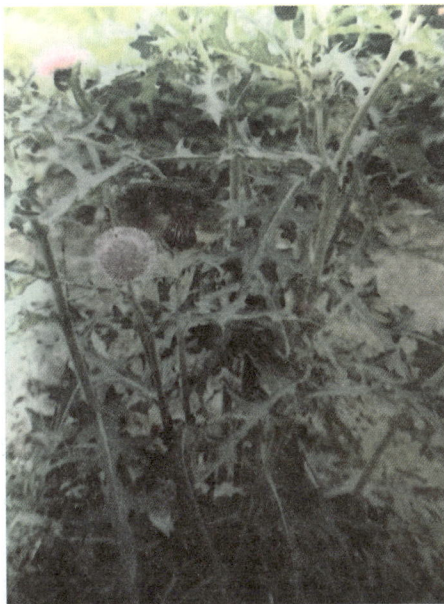

图1-20 大蓟

第二章　包扎止血与固定转运

止血、包扎、固定、搬运是外伤急救的四项基本技术。实施现场外伤急救时，现场人员要本着救死扶伤的人道主义精神，在通知就近医疗机构的同时，要沉着、迅速地开展现场急救工作，其原则：先抢后救，先重后轻，先急后缓，先近后远；先止血后包扎，先固定后搬运。

一、止血包扎

（一）止血

1.出血的种类

出血可分为外出血和内出血两种。①外出血：体表可见到。血管破裂后，血液经皮肤损伤处流出体外。②内出血：体表见不到。血液由破裂的血管流入组织、脏器或体腔内。

根据出血的血管种类，可分为动脉出血、静脉出血及毛细血管出血三种。①动脉出血：血色鲜红，出血呈喷射状，与脉搏节律相同。危险性大。②静脉出血：血色暗红，血流较缓慢，呈持续状，不断流出。危险性较动脉出血少。③毛细血管出血：血色鲜红，血液从整个伤口创面渗出，一般不易找到出血点，常可自动凝固而止血。危险性小。

2.失血量的判断

失血量在400mL以下时，血容量轻度减少，可由组织液及脾贮血所补偿，循环血量的减少在1小时内即可获得改善，通常没有自觉症状。当出现头晕、心慌、冷汗、乏力、口干等症状时，表示急性失血量在400mL以上。当有晕厥、四肢冰凉、尿少、烦躁不安时，表示失血量在1200mL以上。若除晕厥外，尚有气短、无尿，表示失血量已达到2000mL以上。

3.外出血的止血方法

（1）指压止血法　是一种暂时性应急措施，方便及时，但需按压准确位置，即用手指压迫动脉的近心端，将动脉压向深部的骨上，阻断血液流通，达到临时止血的目的。

①头顶部出血：压迫同侧耳屏前方颧骨弓根部的搏动点（颞浅动脉）止血。②颜面部出血：压迫同侧下颌骨下缘、咬肌前缘的搏动点（面动脉）止血。③颈部、面深部、头皮部出血：用拇指或其余四指压迫同侧气管外侧与胸锁乳突肌前缘中点之间强搏动的颈总动脉。④肩部、腋部、上臂出血：压迫同侧锁骨上窝中部的搏动点，压向第 1 肋骨。⑤前臂出血：压迫肱二头肌内侧沟中部的搏动点，压向肱骨。⑥手掌、手背出血：压迫手腕横纹稍上的内、外侧搏动点止血。⑦大腿出血：双手拇指重叠用力压迫大腿根部腹股沟中点稍下的强搏动点。⑧小腿出血：在腘窝中部摸到腘动脉搏动后，用拇指向窝深部压迫。⑨足部出血：压迫足背中部近脚腕处的搏动点和足跟与内踝之间的波动点止血。

（2）加压包扎止血法　这是最常见的一种方法，通常使用消过毒的医用纱布或者干净的棉布，将其叠成比伤口略大的方形或条状垫盖来掩盖伤口，然后根据实际情况，用绷带或者三角巾进行包扎，包扎得不能太紧也不能太松，以达到止血的效果，这种包扎方法多适用于静脉出血和毛细血管出血。此外，当四肢和膝盖等外漏部位的动脉出血时，也可以使用加压包扎法。但是如果有骨折或者关节脱位的情况，则不宜采用此法。

（3）填塞止血法　适用于颈部和臀部较大而深的伤口。先用镊子夹住无菌纱布，塞入伤口内，如一块纱布止不住出血，可再加纱布，最后用绷带或三角巾绕颈部或对侧臂部包扎固定。

（4）加垫屈肢止血　多用于无骨关节损伤的肘或膝关节以下的出血。在肘窝或腘窝加垫，使屈肘或膝，用三角巾或绷带固定肢体。不宜首选。

（5）止血带止血法　一般适用于四肢较大的动脉止血，或采用加压包扎不能有效控制的大出血。

①橡皮止血带止血法：用长 1 米的橡皮管，先用绷带或布块垫平上止血带的部位，两手将止血带中段适当拉长，绕出血伤口上端肢体 2～3 圈后固定，借助橡皮管的弹性压迫血管，而达到止血的目的。②绞紧止血法：常用三角巾、布带、毛巾、衣袖等，平整地缠绕在加有布垫的肢体上，拉紧或用"木棒、筷子、笔杆"等绞紧固定。

止血带止血注意事项：使用有一定弹性的布条或胶管进行止血，避免使用类似电线和绳子之类的不具弹性的硬物，避免对皮肤和组织造成二次伤害；不要把止血带直接勒到皮肤上面，一定要在皮肤上加上衬垫，衬垫可以用衣服和毛巾之类的干净物品；扎止血带时一定要松紧适宜，一般达到停止出血、远端摸不到脉搏的搏动即可；将患者肢体抬高 2～3 分钟再进行止血带止血为最佳；连续使用止血带 1 小时要进行一次放松，放松的时间控制在 30 秒以上，但不能超过 1 分钟；扎完止血带以后，要在患者身体较为明显的地方做标记；对于断肢后需要再植的患者，不可使用止血带。

此外，还能运用云南白药进行止血，现代药理学研究表明，云南白药不仅可以增强血小板活化率，加速血小板向创面的聚集速度，缩短出血及凝血时间，抑制创面渗血，还能降低血黏稠度，加速微循环，防止血栓形成，从而达到活血化瘀的目的。若对于患有重症外伤、特别严重的脏腑内伤和大量内出血的患者，则可以使用药性比较强烈的保险子。对于内伤，可用温水或黄酒送服 1 粒，以起到止血的作用。对于外伤，可以把保险子用酒化开，外敷于外伤的位置，用来活血化瘀和镇痛。

（二）包扎

1. 包扎目的

保护伤口，减少伤口感染和再损伤；压迫止血，预防或减轻局部肿胀；固定伤口上的敷料、药品和骨折部位；减轻疼痛，使患者舒适安全。

2. 包扎用物

绷带或三角巾、无菌纱布。紧急情况下可用洁净的毛巾、衣服、被单等代替。

3. 包扎的方法

（1）三角巾包扎法　运用三角巾对伤口进行包扎，要求角要拉紧、边要贴实，任何包扎前要加敷料，包扎要打方结。需要覆盖伤口，用一些相对干净、柔软、吸水性强的敷料将伤口盖住，并进行适当固定。

①头部包扎法：底边外翻二指宽，齐眉露耳，三角并两角，枕后交叉额前打结。②单眼包扎法：三角巾折成三指宽，一个固定三个折（上 1/3 处盖伤眼，患侧耳下一个折，健康眼上面一个折，健康耳下一个折，在健康眼上方前额反折，转向伤侧耳上打结）。③双眼包扎法：三角巾折三指宽，从枕

后向前，鼻梁上交叉，枕下部固定打结。④下颌包扎法：三角巾折成四指宽，留出系带向上，颊侧面交叉反折，压住口子托住下巴耳后向上，耳前、耳后与系带三足鼎立，头顶打结。⑤单肩包扎法：一底角放对侧腋下，顶角盖住后肩部，系带绕处上臂三角肌，一底角上翻对侧腋下打结。⑥双肩包扎法：底边披肩上，双角向后背面打结，顶角系带在胸前做两假纽（平第二扣与领同宽）。⑦单胸包扎法：顶角放肩上，底边往上翻，两底角与系带在后背打结。⑧双胸包扎法：三角巾折成燕尾式，围腰打结，上翻两个底角盖住胸部，系带背后 V 字打结。⑨腹部包扎法：三角巾折成大小燕尾式，大片外、小片内，大片置裆中，系带与底边中围腰打结，大燕尾穿裆与小燕尾在大腿外侧打结。⑩单臀包扎法：一底角放健侧胯上，顶角盖住臀部，系带在裤袋处围绕大腿固定，下侧底角上翻至对侧腰部，与另一底角在健侧胯上打结。⑪双臀包扎法：两三角巾顶角连接，上面两底角围腰在前面结扎，后两底角分别绕腿与其底边中在腹股沟打结。⑫膝（肘）部包扎法：三角巾对折再对折，内短外长，上加压、下加压，外侧打结。⑬手掌包扎法：三角巾一折二，中指对准顶角，顶角上翻盖住手背，两角在手背交叉，围绕腕关节，在手背打结。

（2）绷带包扎法　运用绷带进行包扎。

①环形包扎法：现实生活中最常用的一种绷带包扎方法，适用于四肢粗细较均匀的伤口包扎。②回返包扎法：适用于头部、肢体末端或断肢部位的伤口包扎。③"8"字包扎法：适用于手掌、手背、踝部和其他关节处的伤口包扎。④螺旋包扎法：适用于四肢及躯干部位的伤口包扎。

绷带包扎时注意事项：先清创，后包扎，不用脏手和污物接触伤口。包扎时松紧适宜。包扎时患者位置保持舒适，肢体必须保持功能位（上肢屈肘80°，下肢伸直）。包扎方向为自下而上，由左向右，从远心端向近心端包扎。包扎四肢时，应将指端外露，以便观察血液循环。

包扎完毕固定时须注意：不可在受伤面或炎症部位打结，不可在关节面或骨凸处打结，不可在受压部位或肢体内侧打结，不可在常摩擦处打结。

二、固定

固定术是一种针对骨折的急救措施。

1. 固定的目的

限制受伤部位的活动，减轻疼痛，避免骨折端因移位而损伤血管、神经，便于患者的搬运。

2. 固定的材料

木制、充气、塑料夹板及其他材料，如特制的颈部固定器。紧急情况时就地取材，如竹棒、木棍、树枝等。在缺乏固定材料时，也可以进行临时性的自体固定，如将受伤的上肢缚于上身躯干，或将伤肢同健肢缚于一起。

3. 骨折临时固定的原则

首先，要简明扼要地了解伤情，先查生命体征，后查局部伤情，以确定损伤性质、部位和范围。先止血、包扎，再固定。有休克先抗休克。就地固定，不要随便移动患者，不要盲目复位。夹板的长度与宽度要与骨折肢体相适应，长度应超过上下关节。固定范围要包括上下关节。夹板不应直接接触皮肤，可适当加厚垫。松紧适度，指（趾）端外露，以便观察血液循环。四肢骨折固定，先固定骨折上端，后固定骨折下端，若固定顺序颠倒，可导致断端再度错位。肢体固定时，上肢屈肘，下肢伸直。

4. 常见部位骨折的临时小夹板固定方法

（1）上臂骨折　用1个夹板置于上臂后侧，或4个夹板置于上臂前、后、内、外侧，绷带或布带固定夹板后，将上臂贴胸放置，屈肘，前臂用三角巾悬吊于胸前。也可采用钢丝托板置于上臂、前臂后侧，屈肘90°，绷带包扎后，三角巾悬吊于胸前。

（2）前臂骨折　用4个夹板置于前臂前、后、内、外，或两个夹板置于前臂前、后侧，包扎后，以屈肘位用三角巾或绷带悬吊于胸前。

（3）股骨（大腿骨折）　股骨粗大，大腿肌肉丰厚，骨折出血量多，局部短夹板不易固定。应选择长夹板（或钢丝托板）置于外侧，从腋下至足跟；稍短夹板置于内侧，从大腿根至足跟，膝、踝关节骨突部用棉垫保护，绷带缠绕固定，踝部用"8"字绷带固定90°位（足尖向上）。搬运时不要引起断端活动。

（4）小腿部（包括膝部）骨折　用直角托板从大腿中部置于后侧，短边置于足底，绷带包扎，踝部用"8"字绷带固定于中立位。单纯胫腓骨骨折也可用5个夹板置于后、内、外、前内、前外固定后，再用托板固定。

（5）踝部骨折　用直角托板置于后侧，从小腿上部至足底，绷带包扎，踝部用"8"字绷带固定于中立位。也可用踝关节夹板固定后，再用托板将踝关节固定于中立位。

（6）脊柱骨折固定　固定时，由4～6人用手分别扶托患者的头、肩、背、臀、下肢，动作一致，将患者抬到硬木板上。颈椎骨折时，患者应仰卧，尽快给患者上颈托，无颈托时可用沙袋或衣服填塞头、颈部两侧，防止头左右摇晃，再用布条固定。胸椎骨折时，应平卧。腰椎骨折时，应俯卧于硬木板上，用衣服等垫塞颈、腰部，再用布条将患者固定在木板上。

三、搬运

搬运是指救护者徒手或利用搬运器材，将患者从事发现场向运送车辆的转送过程。

1. 搬运的目的

使患者脱离危险区，实施现场救护；尽快使患者获得专业医疗；最大限度地挽救生命，减轻伤残。注意，如果使用错误的搬运方法，不仅会增加患者的痛苦，还会加重患者的损伤。

2. 搬运的原则

及时、迅速、安全，避免再损伤。尽可能找人帮忙，并设法找到搬运工具。尽量不要单独搬动患者，情况紧急时例外。移动前先了解伤情，有出血的应先止血和包扎；有头、颈部损伤的应先固定头颈部，有骨折的应予固定。尽量让患者处于舒适的位置。但是，保持患者的头、颈、胸在同一正中线的位置上，这是最重要的搬运规则。尽量用牢固的长木板搬运严重创伤的患者。搬运前应将患者牢固地捆绑在木板上，小心、平稳地抬送患者。

3. 搬运的方法

（1）徒手搬运法　用于伤势较轻且运送距离较近者。注意，如没把握，切勿尝试。保持平衡，站稳脚步，切勿操之过急。保持腰直，用大腿肌肉力量，避免弯腰。忌屏住呼吸，尽量将重量贴近自己身体。尽量动员人手，并确定所有人员明白搬运步骤。

①单人徒手搬运法。第一，扶行法：适用于较轻、清醒、无骨折，能步

行患者。救护者站在患者一侧，使患者一侧上肢绕过自己的颈部；用手抓住患者的手，另一只手绕到患者背后，搀扶行走。第二，抱行法：适用于体重较轻的患者。是短距离搬运的最佳方法，脊柱或大腿骨折禁用此法。救护者蹲在患者的一侧，面向患者，一只手臂从患者的腋下绕到的背后，另一只手臂放在患者的大腿下，然后抱起。第三，背负法：适用清醒、体重轻的患者。胸部损伤，四肢、脊柱骨折禁用此法。救护者背向患者蹲下，嘱患者用双臂从救护者肩上伸到胸前，两手握紧；双手绕过患者大腿，并抓紧自己腰带，慢慢站起，保持背挺直。第四，拖行法：适用现场危险，身体重的患者。非紧急情况勿用此法。一般患者，让患者双臂交叉放于胸前，然后蹲在患者背后，双手穿过患者腋下，抓住患者的手腕及前臂，用力向后拖行。疑脊柱患者，救护者蹲在患者头侧，双手从患者背后伸向腋部，手臂护托患者头部，将患者拖行。勿弯曲旋转颈部和腰背部。第五，爬行法：适用于无骨折、上肢无受伤、不能够站立行走的患者，且施救空间狭窄。将患者的双手用布条或绳子系牢，搭在救护者颈部，然后骑跨在患者身上，爬行前进。②双人徒手搬运法。第一，四手座抬法：救护人员四只手形成口字形。此法要点是两人的手必须握紧，移动步子必须协调一致，且患者的双臂都必须分别搭在两个救护人的肩上。第二，三手座抬法：两名救护者中的一名救护者双手与另一名救护者的单手搭成杠轿，使患者坐上，并双手抓牢救护者肩部，单手救护者的另一只手可携带救护包，救护者同步将患者抬出。第三，两手座抬法：两名救护者的前左右手搭成杠轿，让患者乘坐，后左右手交叉搭紧贴于患者背部，患者两手抓牢救护者双肩，救护者同步将患者搬出。第四，前后扶持法：一位救护人员两手从患者腋下抬起，将其头背抱在自己怀内，另一救护员夹住患者的两腿面向前，然后两人步调一致，慢慢将患者抬起。③多人徒手搬运法。适用于脊柱骨折的患者。若有3～4名救护者，则都单膝跪在患者未受伤的一侧，分别托头颈、肩背、腰臀、下肢，同步抬起前进。严禁脊柱扭转或弯曲，保持身体平直。若有6名及以上救护者，则分别在患者两侧，同步抬起。

（2）器械搬运法　适用于伤势较重，不宜徒手搬运，且需转运距离较远的患者。①担架搬运方法：两人一前一后抬担架，同步前进平地行走时，患者头放置于在后面抬的人一侧，以便观察其病情变化，如果患者呼吸困难，不能平卧，可将患者背部垫高。对脑出血的患者，应稍垫高其头部。②椅托搬运法：让患者坐稳于椅子之上，两人各抬椅子之一侧，步伐一致地缓慢移动。

第三章　地震灾后疾病的预防

一、躲避余震及被困自救

1. 躲避余震具体措施

地震发生之后，能量的释放有一个持续和衰减的过程，在大多数较强地震发生后，在震源区及其附近会发生震级较主震相对低的余震，余震活动的总体特点之一是在多数情况下余震活动强弱与主震大小相关，主震越大，余震的活动就越强，次数也就越频繁。余震活动的另一个显著特点，是余震活动会随着时间在强度和次数上逐渐衰减，但不同构造区的余震活动持续时间会有很大差异，有的持续数月，而有的会持续数年，甚至数十年，其具有一定的隐蔽性和不确定性，故现在的科技手段是很难准确预测的。余震虽然破坏性不及主震，但仍不容小觑。很多地面建筑由于主震引发的地面震动过于强烈，而使其建筑结构被破坏，若此时余震发生，轻微的摇晃就可以使其破损的建筑物倒塌伤人，因此，当在主震发生之后，也要警惕余震灾区的进一步破坏。预防余震最安全的办法，是保持警惕，迅速撤离至室外空旷地带，严防次生灾害的发生，不要站在危险的建筑物下，防范危房的进一步破坏伤人。地震发生后，即使自家房屋尚未坍塌，在没有经过专业部门对房屋进行安全鉴定前，不能立即返回室内拿取财物，防止余震的再次发生。

2. 被困后如何自救

首先，改善生存环境。沉着冷静，树立生存信心。在有条件的情况下，动手挪开头部附近杂物，使呼吸保持畅通。闻到不明气体时，可用湿毛巾等捂住口鼻。其次，可以尽量保护生存空间的安全性，可以利用各种物体支撑残垣断壁，防止余震发生后生存环境恶化。保存体力，不要急躁和盲目行动，保持镇定，减少体能消耗。利用环境物体击打，发声呼救，等待救援人员。如果身体受伤出血，可就地取材，及时进行包扎止血，防止身体状况的进一步恶化（提示：如果所在地区自然灾害发生率较高，建议当地人民群众提前准备一个求生应急包，放在较显眼的位置，以增加灾害发生时的自救概率）。

二、地震灾后新型冠状病毒肺炎的预防

地震灾害发生后，如果不及时进行灾区救援消毒，则会有新型冠状病毒肺炎传播的可能性，故为减少灾后新冠肺炎疫情的发生，可采取以下措施进行预防。

1.社交距离还要留：尽量保持空气流通，各类人员应当戴好口罩，保持1米安全距离。

2.皮肤还要常清洗：勤洗手，用洗手液和流动水，或含醇的免洗手消毒液。

3.口罩还要常常戴：科学佩戴口罩，咳嗽或打喷嚏后及时更换口罩，然后立即洗手，与他人接触时保持一定距离。

4.健康监测不要忘：积极参加核酸检测，如有发热、乏力、持续干咳、呼吸困难等症状，及时转运就医。

5.生活起居要正常：合理膳食，适当运动，增强免疫力。

6.物资储备要到位：储备体温计、口罩、常用消毒用品等物资。

三、地震灾害后血吸虫等生物媒介传染病的预防

地震发生后，幸存者短时间内失去衣、食、住等基本的物质生活条件，水井、厨房、澡堂、厕所，以及垃圾箱等生活卫生设施遭到严重破坏，若天气慢慢转热，气温逐步回升，人畜尸体很快腐烂，如果污水、粪便、垃圾无人管理，将会形成大量传染源，致使蚊蝇等携菌生物密度迅速增高，极易造成血吸虫等生物媒介传染病的传播。因此，预防生物媒介传染病，可以从以下八个方面着手。

1.迅速组建由传染病防控、环境消杀、饮用水卫生、病媒生物控制等专家组成的卫生专家组，赶赴灾区，指导灾后卫生防疫工作。

2.安抚幸存者精神，进行必要的心理疏导与心理干预，提高人体抵抗力。

3.完善卫生生活设施，逐步建立简易水井、厨房、澡堂、厕所，以及垃圾箱等卫生设施，保障幸存者衣、食、住等基本的物质生活条件。

4.饮用水源要设专人保护，水井要清掏和消毒。饮水时，最好先进行净化、消毒；要创造条件喝开水。要派专人对救灾食品的储存、运输和分发进行监督；救灾食品、挖掘出的食品，应检验合格后再食用。

5. 切断传播途径，要消灭蚊蝇。要大范围喷洒药物，在街道和室内都要喷药，清理卫生死角，不给蚊蝇留下滋生的场所。在有疟疾发生的地区，要特别注意防蚊。如果发现患者出现突然发热、头痛、呕吐、颈部发硬等症状，就应赶快就医诊治。

6. 控制和管理传染源，由专人负责传染病防控，实行疫情防控网格化管理制度和疫情网络零报告制度管理。

7. 及时做好个人防护，避免被虫媒叮咬，睡觉休息时，应及时悬挂蚊帐防蚊，室外劳动时，其暴露皮肤应当使用驱蚊药或涂抹防蚊药液。

8. 做好疫情动态监测，并储备相应防疫药品，积极保护易感人群，为易感人群接种疫苗，做好吡喹酮、链霉素、喷他脒、伯氨喹、乙胺嘧啶等相关防疫药品的储备工作。

四、合理饮食起居，预防胃肠疾病及外感疾病

地震后容易出现胃肠疾病。罗振湘在《治痢南针》中提出："痢疾者……其传染迅速者，尝至有一人患病，传染一家，一家患病，传染一乡一邑……传染迅速者，多由天时不正，并地下污秽之气感于人身，郁结不解，变生此病。西医谓之细菌，国医谓之戾气，其实细菌之发生皆因于戾气。"可见，震后往往出现灾区水电供应和卫生条件骤降等问题，导致食物、水大量受污染，人员之间接触频繁，从而导致一系列胃肠疾病。

地震后还极易出现外感疾病。《医宗金鉴》云："六气之邪，感人虽同，人受之而生病各异者，何也？盖以人之有厚薄，气有盛衰，脏有寒热，所受之邪，每从其人之脏气而化，故生病各异也。是以或从虚化，或从实化，或从寒化，或从热化。譬诸水火，水盛则火灭，火盛则水耗，物盛从化，理固然也。"地震发生后，人们的生活发生了极大变化，食水污染，人员接触聚集，卫生条件较差，六淫邪气及疫疠之气可从肌表或口鼻侵袭人体，从而导致一系列外感疾病的发生。

合理饮食，预防地震灾害后胃肠疾病及外感疾病，需要注意以下事项。

1. 牢记"三不要"

①不要吃腐败变质的食物（暑季食物容易变质霉变，霉变常见感染禾谷镰刀菌）。②不要吃水淹死的家禽、家畜（对洪水淹没过的食品，如糕点、饮

料、汽水、啤酒等，要严格按食品卫生要求进行处理，严防食物中毒和疾病流行）。③不要喝生水（如有条件，可进行饮用水的消毒，或钻打深水井）。

2. 听从"四建议"

①建议适当食用生蒜瓣，每日 2 ～ 3 次，每次 1 ～ 3 瓣，或将大蒜瓣放入菜食之中食用。②建议适当食用花椒，每日 2 次，每次 0.5g（约20粒），可煮水或开水泡服，可预防传染病及肠道寄生虫病。③建议适当食用马齿苋、绿豆，可煎汤饮用，对防止感染具有一定作用。④建议痢疾患者适当禁食，待病情稳定后，予清淡饮食为宜，忌食油腻荤腥之品。

五、食疗预防地震灾后常见疾病

1. 从食疗预防呼吸系统疾病

地震发生后，人们的生活发生了极大变化，人员接触聚集，卫生条件较差，六淫邪气及疫疠之气可从肌表或口鼻侵袭人体，从而导致呼吸系统疾病的发生。

①川贝梨汁。

材料：白梨 1 个，川贝母 5g。

做法：蒸熟即可食用。

功效：清肺止咳化痰。

②大蒜洋葱粥。

材料：大蒜 15g，洋葱 15g，大米 90g。

做法：各材料洗净，大蒜洋葱切丝，与大米同煮。

功效：祛风散寒，止痛。

2. 从食疗预防胃肠道疾病

地震发生后，人们多处于一种紧张的应激状态，水源易污染，食物较易变质，食物不洁加之环境恶劣，一些通过水源、食物等途径的胃肠道疾病很容易侵袭人体。通过以下食疗方法，可以起到一定的预防作用。

①韭菜汁（《仙拈集》）。材料：韭菜适量。做法：洗净，绞取汁。每次 30mL，每日 2 次，开水冲服，连服 2 ～ 3 天。功效：抑菌解毒，温中行气。②姜糖饮（《儿科政治简要》）。材料：生姜 3 ～ 5 片，红糖 3 ～ 6g。做法：水煎或开水冲服。功效：温中散寒益胃。

3. 从食疗预防中暑

夏日发生地震后，人员聚集程度较高，空气不易流通，机体免疫力下降，气温较高，很容易出现中暑，通过以下食疗方法，可以起到一定的预防作用。

①紫苏汁（《调疾饮食辩》）。材料：紫苏、木瓜、厚朴。做法：三味药泡水，代茶饮。功效：散湿解暑，治霍乱脚气。②生姜粥（《调疾饮食辩》）。材料：生姜、糯米。做法：用糯米 100g，生姜 5～6 片，捣烂，共入砂锅内，水 500mL，煮至米熟，入连须葱数茎，再煮稠，加米醋二三匙。趁热服用，温覆取汗。功效：主散表寒，又主胃寒吐逆，上气干呕，治感冒风寒，暑湿头痛、骨痛、四时疫气流行初起。③薄荷汁（（调疾饮食辩》）。材料：薄荷。做法：薄荷挤汁，或热水泡开，代茶饮。功效：发汗解暑热。④绿豆粥（《调疾饮食辩》）。材料：绿豆。做法：绿豆煮水，饮用。功效：主解热毒，止烦渴。凡病稍近热者，无不宜之。平人暑月常食此粥，亦佳。

4. 从食疗预防皮肤病

地震发生时，外周环境条件较差，人员接触较密集，食水污染，加之不能维持皮肤干燥清洁，蚊虫叮咬，皮损破溃等，造成皮肤湿疹、瘙痒等症状，因而可通过温中化湿、清热利湿，来预防皮肤病的发生，或作为辅助治疗。

①薏米绿豆百合汤。材料：薏苡仁 50g，绿豆 25g，鲜百合 100g，白糖适量。做法：将百合去内膜，加盐轻捏，洗净以去苦味。薏苡仁、绿豆加水，煮至半熟，加百合，文火焖至熟烂，加糖即可。功效：清热解毒，消渴利尿。用以治疗湿疹、风疹。②薏米赤豆汤。材料：薏苡仁、赤小豆各 30g，冰糖适量。做法：将薏苡仁、赤小豆加适量水，煮烂，加适量糖。功效：清热、利水、除湿。适用于湿疹、皮肤过敏性瘙痒。③冬瓜薏苡绿豆汤。材料：冬瓜（连皮）适量，绿豆 100g，生薏苡仁 30g。做法：以上食材加糖，共同煮熟即可。功效：清暑化湿。可用于震后气温升高导致的湿热性皮肤病。

六、针灸推拿预防地震灾害后疾病

经历地震灾害后，人体由于感受邪气、毒虫侵袭、正气虚损等因素，容易出现相关疾病，给受灾群众的身体健康带来巨大威胁。中医诊疗注重见微知著、既病防变，中医药特色疗法如针灸、导引和推拿，在灾后疾病的预防中发挥着重要作用。

（一）艾灸预防

艾灸疗法借助灸火的热力和药物作用，发挥温阳散寒、扶阳固脱的作用，用于地震灾害后虚损性疾病的预防，如虚寒性呕吐、泄泻或正气不足诸虚损证。

1. 预防原则

预防原则为温通经络，扶助阳气。

2. 操作方法

以艾条灸为例，将艾条一端点燃，悬于腧穴或患处一定高度上，使热力较为温和地作用于施灸部位；或将点燃的艾条隔数层布或绵纸，实按在穴位上，使热力透达深部。

3. 推荐穴位

第一个推荐穴位为足三里。①定位：小腿外侧，犊鼻下3寸，犊鼻与解溪连线上。②功效：助运化，调气血，扶正气，壮元阳。③应用：消化不良、虚劳羸瘦等。第二个推荐穴位为气海。①定位：下腹部，前正中线上，当脐中下1.5寸。②功效：培补元气，益肾固精，调理冲任。③应用：脏器虚惫、真气不足、肌体羸瘦、四肢力弱、神经衰弱等。

（二）针刺预防

针刺的意义在于"通其经脉，调其血气，营其逆顺出入之会"，针灸治疗可通过外调经络，内治脏腑，发挥其独特优势。

1. 咳喘类疾病

地震灾害后人体易感受外邪，风邪夹寒夹湿，壅遏卫阳，肺气宣降不利，而出现咳嗽、气喘等症状。

（1）预防原则　宣肺祛邪止咳。

（2）操作方法　毫针针刺，以手太阳、手阳明经为主。

（3）推荐穴位　第一个推荐穴位为肺俞。①定位：第三胸椎棘突下，后正中线旁开1.5寸。②功效：调补肺气，补虚清热。③应用：咳嗽、气喘等呼吸系统疾病。第二个推荐穴位为合谷。①定位：手背第一二掌骨间，第二骨桡侧的中点处。②功效：疏风散表，宣通气血。③应用：发热、喘咳及头面类疾病等。

2. 吐泻类疾病

地震灾害后人体易感受湿邪，脾阳被困，胃纳失调，气机升降失调，出现呕吐、泄泻等症状。

（1）预防原则　运脾化湿和胃。

（2）操作方法　毫针针刺，以胃和大肠的募穴、下合穴为主。

（3）推荐穴位　第一个推荐穴位为中脘。①定位：前正中线上，胸骨端与肚脐连接线中点。②功效：理气和胃，调理肠腑。③应用：腹痛、呕吐等消化系统疾病。第二个推荐穴位为天枢。①定位：腹部，横平脐中，前中线旁开2寸。②功效：理气止痛，活血散瘀。③应用：腹泻、便秘等消化系统疾病，月经不调等妇科疾病。

3. 痛痹类疾病

地震灾害后人体易感受风寒湿邪，多邪夹杂，痹阻经脉而出现肢体疼痛、运动不利等症状。

（1）预防原则　通经活络，行气止痛。

（2）操作方法　毫针针刺，以疼痛局部为主。

（3）推荐穴位　第一个推荐穴位为血海。①定位：股前区，髌底内侧端上2寸，股内侧肌隆起处。②功效：活血祛风，行血化瘀。③应用：膝关节疼痛，月经不调等妇科等疾病。第二个推荐穴位为阴陵泉。①定位：小腿内侧，胫骨内侧下缘与胫骨内侧缘之间的凹陷中。②功效：健脾利水，通利三焦。③应用：下肢疼痛、腹胀等消化系统疾病。

（三）导引预防

中医导引具有扶正祛邪、培护元气、行气活血、疏通经脉、舒筋通络的作用，从而调节人体阴阳，实现保养摄生的愿景。对地震灾害后可能出现疾病的预防，也能发挥重要作用，以做到未病先防、既病防变、愈后防复。

1. 太极拳

太极拳是我国传统武术拳法，在国内外备受欢迎。其在拳术上讲究内外兼练、柔和、缓慢、轻灵，具有中正安舒、轻灵圆活、松柔慢匀、开阖有序、刚柔相济等运动特点。

（1）作用　身心兼修，调节身体功能，对心血管系统、呼吸系统、免疫功能及运动系统，都有很好的调节作用。

（2）适合人群　各年龄段均适宜。

2. 八段锦

八段锦是一套独立而完整的健身功法，其练习无须器械，不受场地局限，简单易学，作用显著。动作特点：柔和缓慢，圆活连贯；松紧结合，动静相兼；神与形合，气寓其中。

（1）功效　疏通经络，调和气血，调理心肾、脾胃、三焦，对各个脏腑的保健都有促进作用。

（2）适合人群　各年龄段均适宜。

（四）小儿推拿预防

小儿推拿通过扶正祛邪，调整脏腑气血功能，达到预防和治疗儿科疾病的作用。尤其在咳喘类呼吸系统疾病、吐泻类消化系统疾病，以及生长发育不良等虚损类疾病的防治中，具有独特临床优势和疗效，在儿童保健领域独树一帜。

1. 清天河水

（1）定位　前臂正中，总筋（掌后腕横纹中点）至洪池（肘横纹处，肱二头肌肌腱桡侧缘）成一条直线。

（2）操作　用食、中指指腹自小儿腕部推向肘，推 100 ~ 300 次。

（3）功效　调理肺卫。

（4）应用　治疗小儿咳喘等呼吸系统疾病。

2. 捏脊

（1）定位　躯干后正中线。

（2）操作　用捏法自下而上操作 3 ~ 5 遍。

（3）功效　调阴阳，和脏腑，通经络。

（4）应用　治疗小儿吐泻等消化系统疾病。

第二部分

地震灾害后常见疾病的中医药治疗

第四章 地震灾后危重症

第一节 心肺复苏后缺血缺氧性脑病

地震灾害导致心脏骤停（cardiac arrest，CA），复苏的关键是脑功能的复苏。

一、中医辨治

1. 痰热腑实

痰热腑实多由因痰热蕴结，腑气不通，浊邪上蒙清窍所致。

（1）临床表现 神昏谵语，躁扰不宁，日晡潮热，咳咯痰多，色黄质黏，腹部胀满，大便秘结。舌质深红，苔黄腻，脉沉实或弦滑。

（2）治则治法 化痰醒脑，通腑泄热。

（3）推荐方药 大承气汤加减。大黄10g，厚朴20g，枳实10g，芒硝6g，竹茹10g，郁金10g，石菖蒲15g等。中成药可选用安宫牛黄丸、醒脑静注射液。

（4）其他特色疗法 ①中药灌肠。直肠滴入醒脑灌肠液（大黄10g，水蛭10g，石菖蒲15g，冰片3g，水煎150mL），早晚各1次。②针刺可选人中、合谷、太冲等，采用泻法行针。③可选取阳明经刮痧治疗，使皮肤局部出现红色粟粒状，或暗红色出血点等出痧变化。

（5）调护 注意加强气道管理，勤翻身拍背，协助患者活动肢体，保持大便通畅。

2. 湿浊蒙窍

因湿浊壅盛，上蒙清窍所致神志昏蒙。

（1）临床表现 神志昏蒙，身热不扬，时有恶心呕吐，咯痰色白，口角流涎。舌质嫩，体胖，苔白厚或垢腻，脉濡或滑。

（2）治则治法 利湿化痰，开窍醒神。

（3）推荐方药　菖蒲郁金汤加减。石菖蒲 15g，炒栀子 10g，鲜竹叶 9g，牡丹皮 15g，郁金 10g，连翘 10g，灯心草 6g，竹沥 10g 等。

（4）其他特色疗法　①可采用针刺及灸法，选用人中、合谷、太冲等穴位。②可床旁悬挂芳香化湿类香囊。

（5）调护　注意加强气道管理，加强痰液引流，勤翻身拍背，协助患者活动肢体，避免压疮形成。

3. 阴虚精亏

因长时间缺氧，获救后神昏日久，耗损阴精，所致神识不清。

（1）临床表现　神志不清，皮肤干皱，口唇无华，或面红身热，汗出肤冷，气息低微。舌淡或绛，少苔，脉芤或细数或结代。

（2）治则治法　救阴敛阳。

（3）推荐方药　全真一气汤加减。人参 10g，麦冬 15g，五味子 9g，熟地黄 20g，白术 10g，附子 8g，牛膝 10g 等。中成药可用生脉注射液。

（4）其他特色疗法　可采用针刺四神聪、人中、合谷、肾俞、太溪、涌泉等穴位。

（5）调护　注意加强营养，适当高蛋白饮食，加强护理，积极预防卧床等相关并发症。

4. 阳脱不固

因长时间缺氧，阳气虚衰，元阳外脱所致神识涣散。

（1）临床表现　昏愦不语，面色苍白，气息微弱，冷汗淋漓，身凉、肢厥，二便失禁，肢体松弛无力。舌质淡，舌苔润，脉微欲绝，或虚浮无力。

（2）治则治法　回阳固脱。

（3）推荐方药　参附汤加减。人参 15g，附子 30g 等。中成药可用参附注射液。

（4）其他特色疗法　可采用灸法，选取百会、神阙、关元、足三里等穴位。

（5）调护　注意保暖，保持患者衣物干燥，加强护理，积极预防卧床等相关并发症。

二、临证备要

尽快恢复与稳定血流动力学，以确保脑的有效灌注，而提高脑组织的血液灌注压，是改善脑组织血液灌注的关键。为达到此目的，可通过快速补液，适当应用血管活性药物来提高血压，且可避免脑组织产生灶性无血现象。从中医学理论而言，呼吸机的发明为中医恢复人体阳气提供了更加便捷的方式，在复苏后脑病患者身上使用呼吸机，可以起到"独参汤"般的作用，以恢复人体阳气。

第二节　创伤性脑病

创伤性脑病是创伤中常见的危重症，具有发病率高、伤情变化快，常需要急诊手术的特点，近年来，创伤性脑病的临床诊治及相关基础研究均取得了进展，但其死亡率和致残率仍高居全身各部位损伤第一位。

一、中医辨治

1. 瘀阻脑络

瘀阻脑络多由外力打击脑部，脉络破裂，血溢脉外，形成瘀血，阻滞脑络。

（1）临床表现　头痛剧烈，恶心呕吐，面色苍白，神志不清，烦躁不安，意识时清时蒙，胡言乱语，皮肤瘀斑，舌质紫，脉细涩。

（2）治则治法　益气活血，化瘀止血。

（3）推荐方药　益气活血散合云南白药。严重者先服保险子1粒，人参30g，丹参15g，川芎15g，三七15g（合药冲服），热盛窍闭者可选用安宫牛黄丸、清开灵注射液、醒脑静注射液。

（4）其他特色疗法　针刺选择水沟、内关、百会、风池、哑门、十宣、涌泉、人中，可用强刺激，多用泻法。

（5）调护　严密观察患者基本生命体征，呕吐频繁者禁饮食，维持头高体位，畅通气道，勤翻身，活动四肢，保持大便通畅。

2. 元气外脱

元气外脱多由外伤损伤神明之府，神明失司，元气外脱所致。

（1）临床表现　患者受伤后立即见神志昏迷，面色苍白，瞳孔散大，目合口开，手撒肢厥，大汗淋漓，二便自遗，唇舌淡润，甚则口唇青紫，脉微欲绝。

（2）治则治法　回阳救逆固脱。

（3）推荐方药　参附汤合生脉散加减，人参30g，白附片30g（先煎），麦冬30g，五味子15g。中成药可选用苏合香丸、参附注射液、参麦注射液。

（4）其他特色疗法　针刺可选择素髎、百会、神阙、关元、气海、涌泉、足三里。若偏亡阴，着重补涌泉、关元；亡阳重灸神阙，温针关元，用烧山火针涌泉、足三里，其余诸穴用平补平泻。

（5）调护　严密观察患者基本生命体征，维持头高体位，保持呼吸道通畅，给予易消化营养。

二、临证备要

创伤性脑病可伴随高热和癫痫的发作，而高热和癫痫的发作，可进一步加重脑组织的缺氧。①高热时，甚则热盛动风时，选用羚角钩藤汤加减。②癫痫发作时，安宫牛黄丸的使用，可以有效地控制癫痫发作。创伤性脑病常会合并颅内高压、脑水肿，仍是因为脉络不通，水道不利所致，在发病24小时后，可合用丹参注射液，活血逐瘀利水；意识障碍严重时，合用中风醒脑方，可以显著降低患者的死亡率。

第三节　创伤后急性呼吸窘迫综合征（ARDS）

地震引起的创伤后急性呼吸窘迫综合征（acuterespira–torydistresssyndrome，ARDS）是指地震时机体遭受创伤或吸入有害气体等多种因素引起的一种灾难性综合征，肺毛细血管内皮细胞和肺泡上皮细胞损伤，造成弥漫性肺间质及肺泡水肿，以急性呼吸窘迫、顽固性低氧血症为主要临床表现的综合征。肺部影像学上表现为非均一性的渗出性病变。本病可属于中医学"喘证""暴喘"等疾病的范畴。本病在中医文献中没有对应的病名，本书直接采用西医学的疾病病名。

一、中医辨治

（一）实证

1. 肺络受损，痰瘀阻肺

（1）临床表现　外伤侵袭，瘀血阻络，导致喘促气急，呼吸窘迫，张口抬肩，喝喝喘急，胸胁作痛，面色赤紫，唇绀，胸胁胀满，心胸憋闷，涌吐痰涎，或咳血痰。舌质暗或有瘀斑，脉涩。

（2）治则治法　活血祛瘀，豁痰平喘。

（3）推荐方药　血府逐瘀汤加减，药用当归、生地黄、桃仁、红花、枳壳、赤芍、柴胡、甘草、桔梗、川芎、牛膝、紫苏子、莱菔子、白芥子等。如出现咯血者，加三七粉、花蕊石，以祛瘀止血；瘀血夹水湿犯肺者，加用葶苈大枣泻肺汤。中成药推荐使用：血府逐瘀胶囊、丹参注射液、川芎嗪注射液等。

（4）其他特色疗法　①针刺治疗。取穴膻中、中脘、内关、丰隆。用泻法不留针，夹杂瘀血者，加膈俞、血海。

2. 毒瘀内阻，腑实内结

（1）临床表现　呼吸急促，壮热躁动，咳血痰，大便秘结，或腹胀，神昏谵语。舌红或红绛紫暗，舌苔厚腻或焦燥，脉沉实。

（2）治则治法　通腑解毒，清营凉血。

（3）推荐方药　犀角地黄汤合宣白承气汤加减，药用水牛角、生地黄、赤芍、牡丹皮、生大黄、枳实、芒硝、炙麻黄、瓜蒌等。阳明腑实甚者，重用大黄；痰热瘀互结者，加半夏、胆南星、丹参；痰黄难以咳出，加海蛤粉、川贝母以清化痰热；瘀血明显者，加三七、水蛭；神昏者，合用安宫牛黄丸。可予以中成药清开灵注射液、血必净注射液。

（4）其他特色疗法　①针刺治疗。高热神昏者，针刺十二井、水沟、百会、神阙、曲池、大椎，用泻法，腹腔不通者，加大肠俞、天枢、上巨虚、支沟、足三里、合谷、内庭泄热通腑。②中药灌肠。直肠滴入泄热通腑中药灌肠液（大黄、枳实、芒硝、厚朴，水煎 150mL）。③耳针法。选用大肠、直肠、交感、皮质下，毫针刺，中等强度或弱刺激。

（二）虚证

1.正气耗散，阴阳欲竭

（1）临床表现　呼吸微弱、急促，神志淡漠，声低息微，汗漏不止，四肢微冷，或突然大不止，或汗出如油，神情恍惚，四肢逆冷，二便失禁。舌淡苔白润，脉微弱，或舌卷而颤，脉微欲绝。

（2）治则治法　扶正固脱。

（3）推荐方药　生脉散合参附汤加减，药用人参、麦冬、五味子、制附子、山茱萸等。阳气欲脱明显者，重用人参、制附子，加肉桂粉冲服；阴脱明显者，重用山茱萸、麦冬，减制附子的用量。可使用生脉注射液、参麦注射液、参附注射液等中成药。

（4）其他特色疗法　①针刺治疗。取穴关元、神阙、气海、足三里，强刺激用补法。②艾灸治疗。可以神阙用隔盐灸，关元穴、气海用大艾炷灸。

二、临证备要

创伤性急性呼吸窘迫综合征往往急性起病，一般在直接或者间接肺损伤后 24～48 小时发病。主要表现为突发性进行性呼吸窘迫，气促，发绀，常伴有烦躁、焦虑、汗出，甚则咳血痰等。其呼吸困难的特点是呼吸深快、费力，有紧束感，严重憋气。早期体征可无异常，或仅在双肺闻及少量细湿啰音；后期多可闻及水泡音、管状呼吸音。一旦发生出现以上症状，应该及时复查肺部影像学有无血气胸的发生，积极治疗原发病。同时应纠正缺氧，吸高浓度吸氧，使 $SPO_2 \geqslant 90\%$，PaO_2 达到 60mmHg。轻症者可使用面罩给氧，不能改善者则需尽早使用机械通气。同时，在保证血容量、血压稳定，以及器官灌注的前提下，限制液体输入，要给足营养支持。如出现休克，应积极地进行抗休克治疗。

三、调护

1.中药汤剂宜温服，饮食清淡、富营养、易消化，忌海鲜和烟酒。

2.指导患者放松心情。可以给予中医五音疗法，帮助患者从地震的恐惧和创伤中走出来，增强战胜灾害、疾病的信心，积极配合治疗与护理。

3. 针对清醒患者，可以嘱咐患者餐后 1～2 小时后进行呼吸锻炼，比如做腹式呼吸锻炼、缩唇呼吸锻炼。也可以给予中医穴位按摩，如足底按摩。后期患者能够活动后，可嘱咐患者适当练习五禽戏、太极拳或八段锦。

第四节　挤压综合征

挤压综合征是指由于挤压伤致使肌肉长时间受压，组织缺血缺氧，肌细胞和皮下组织变性、坏死、崩解，释放产生肌红蛋白、钾、毒性或致炎物质大量释放，在伤肢解除压迫后，血循环再通，则肌红蛋白、钾和磷酸盐随静脉回流进入循环至全身各系统；加重了创伤后机体的全身性炎症反应，导致以酸中毒、高血钾、低血容量休克、急性肾功能衰竭、全身炎症反应及脓毒症为主要表现的一种综合征。

本节主要介绍挤压综合征的中医辨证论治。中医辨证有虚实之分，包括气血两燔证、气滞血瘀证、阴竭阳脱证等，甚则发展至脏竭危重变证，如关格、肺衰、肠痹、心衰、神昏。

一、中医辨治

1. 气血两燔

（1）临床表现　壮热、烦渴，或见神志昏迷，或见斑疹隐约可见，舌绛苔黄燥等。如斑疹较多，或有吐血、衄血、便血，抽搐。

（2）治则治法　清气凉血。

（3）推荐方药　清瘟败毒饮加减。生石膏 30～240g（先煎），金银花 15～240g，生地黄 20～90g，玄参 15g，水牛角 30g（兑服），竹叶 10g，黄芩 15～120g，牡丹皮 30g，黄连 15～30g，连翘 15g，栀子 15g，知母 20g，桔梗 10g，甘草 10g。

（4）其他特色疗法　0.9% 氯化钠注射液 100mL+ 血必净注射液 50mL 静滴，每 12 小时 1 次；泻法针刺大椎、曲池、商阳、内庭、关冲、十宣；高热不退，可予三棱针大椎放血。

（5）调护　可将冰袋敷于高热患者的前额、颈部、腋下及腹股沟等部位，或酒精擦浴。

2. 气滞血瘀

（1）临床表现　午后或夜间发热，咽燥口干，漱水不欲咽，腹中瘕块，或身有痛处，甚则肌肤甲错，两目暗黑，舌见瘀斑或青紫，脉细涩。

（2）治则治法　活血化瘀，行气止痛。

（3）推荐方药　血府逐瘀汤。桃仁 15g，红花 15g，柴胡 45g，当归 20g，生地黄 15g，牛膝 20g，川芎 15g，桔梗 15g，赤芍 15g，枳壳 15g，甘草 10g。

（4）其他特色疗法　云南白药 0.8g，口服，每日 3 次；泻法针刺曲泽、中冲、少冲、血海等穴。

（5）调护　密切关注凝血，消除对弥散性血管内凝血不利的发病因素，终止弥散性血管内凝血进程。

3. 阴竭阳脱

（1）临床表现　冷汗淋漓，身凉肢厥，神倦息微，面色苍白，脉微欲绝，舌淡苔润。

（2）治则治法　阴阳两救。

（3）推荐方药　参附汤合生脉饮加山茱萸。附子 30～120g（先煎），西洋参 30～100g，红参 30g，人参 30g，麦冬 30g，五味子 6g，山茱萸 15g。

（4）其他特色疗法　参附注射液、生脉注射液各 10mL/h，24 小时微量泵入；针刺人中、素髎、内关、涌泉、合谷、百会、膻中等穴。

（5）调护　严密监测生命体征、尿量、神志等指标；取头低脚高位，注意保暖。

4. 脏竭——关格

（1）临床表现　小便量极少，色黄赤，倦怠乏力，不思饮食，恶心，时有呕吐，苔黄腻，脉细数或濡数。

（2）治则治法　益气逐水，清热解毒。

（3）推荐方药　甘遂芍药汤加减。西洋参 15g(另煎，久煎)，甘遂 2g(打碎，冲服)，葶苈子 30g，车前草 15g，泽泻 30g，金银花 30g，连翘 30g，大黄 30g（后下），桃仁 10g，赤芍 100g，莪术 15g，乌药 20g。

（4）其他特色疗法　针刺大椎、百会、风池、涌泉、足三里、三阴交；灸神阙、气海、天枢等可利小便。

（5）调护　严格统计24小时出入量；芒硝外敷肢体肿胀部位，避免使用和接触对肾脏有害的食物及药物。

5. 脏竭——肺衰

（1）临床表现　呼吸急促或微弱，舌淡或青紫，脉微弱而数。

（2）治则治法　益气养阴，泻肺通腑。

（3）推荐方药　生脉散合宣白承气汤加减。西洋参30～100g，红参30g，麦冬30～90g，五味子6g，生石膏30～240g（先煎），生大黄0～10g，杏仁10g（冲），全瓜蒌10～45g，葶苈子15～90g。

（4）其他特色疗法　洛贝林3mg，注射于曲池穴，两侧交替注射；氨茶碱0.5～1mL，注射于列缺、中府、合谷等穴。

（5）调护　尽早实施俯卧位通气。

6. 脏竭——肠痹

（1）临床表现　腹痛，或腹胀，或呕吐，大便数日不下；或热结旁流，气味恶臭；甚则神昏谵语，小便短黄，舌质红，苔黄厚，脉沉实有力。

（2）治则治法　通腑泄热。

（3）推荐方药　大承气汤加减。大黄10～30g，枳实10g，芒硝30～50g，厚朴15g。

（4）其他特色疗法　大承气汤结肠滴注。

（5）调护　密切监测胃肠功能及大便情况。

7. 脏竭——心衰

（1）临床表现　全身浮肿，心悸喘促，小便不利，畏寒肢冷，舌淡胖，苔白滑，脉无力而数。

（2）治则治法　温阳利水。

（3）推荐方药　真武汤合五苓散加减。附子30～120g（先煎），西洋参30～100g，红参30g，茯苓30g，桂枝10～20g，白术15g，猪苓30～45g，泽泻30～45g，车前子30～45g（包煎），黄芪30～60g，丹参30g，红花10g，益母草15g，甜葶苈子15g，干姜10～30g，甘草6g。

（4）其他特色疗法　参附注射液穴位注射内关、间使、定喘、肺俞、心俞等穴。

（5）调护　密切监测每日出入量，减轻心脏负荷。

8. 脏竭——神昏

（1）临床表现　神志模糊，甚至昏睡不醒，呼之不应，不省人事，舌红苔黄，脉滑数。

（2）治则治法　清热涤痰，醒神开窍。

（3）推荐方药　安宫牛黄丸1丸，6～12小时/次，连用3天。

（4）其他特色疗法　5%葡萄糖注射液250mL+醒脑静注射液20mL静滴，每日2次；0.9%氯化钠注射液100mL+血必净注射液50mL静滴，每12小时1次；5%葡萄糖注射液250mL+痰热清注射液20mL静滴，每次2次。

（5）调护　需保持口腔清洁，及时吸痰，注意气道管理，以免窒息及误吸。

二、临证备要

对于挤压综合征患者，在救治过程中，只要发现有肢体暴露，就应该及时建立静脉通道，给予补液，低血容量休克和高钾血症是挤压综合征患者早期死亡的重要原因，因此，抗休克、抗感染、纠正酸中毒及高血钾血症，防止急性肾功能衰竭的发生，是早期现场救治的重点。

补液治疗优先选用等渗的生理盐水，避免使用含钾的液体进行液体复苏，除非存在失血性休克，需要紧急扩容维持生命体征的情况，否则一般不选择胶体液。密切监测尿量，液体输入3L后如仍无排尿，排除尿道撕裂伤后，留置尿管进行监测。尽快进行心电图或血清钾的检测，防治高钾血症：可予葡萄糖酸钙静脉注射，碳酸氢钠与葡萄糖+普通胰岛素以维持静脉滴注。有尿的患者，给予呋塞米静脉注射。碱化尿液可予5%碳酸氢钠溶液300～500mL静滴，维持尿液pH＞6.5以预防急性肾损伤。如果液体复苏后尿量超过30mL/h，给予20%甘露醇溶液缓慢静滴。待休克平稳后，尽早行筋膜间隙切开减压术，消除坏死组织，必要时行截肢手术。

第五节　休克

休克（shock）是指机体在严重失血失液、感染、创伤等强烈致病因子的作用下，有效循环血量急剧减少，组织血液灌流量严重不足，引起细胞缺血、缺氧，以致各重要生命器官的功能、代谢障碍和结构损害的急性全身性危重病理过程。本节内容适用于地震后的创伤、感染等原因导致发生休克的中医辨证论治。

一、气虚证

（1）临床表现　常因失血过多，突然昏顾，面色苍白，口唇无华，四肢震颤，自汗肢冷，目陷口张，呼吸微弱，舌质淡，脉芤或细数无力。

（2）治则治法　回阳救逆，补养气血。

（3）推荐方药　急用独参汤灌服，继服人参养营汤。人参 30 ～ 120g，浓煎 100mL 每 12 小时给药 1 次。前方益气固脱，后方补益气血。若自汗肤冷，呼吸微弱者，加附子、干姜温阳。

（4）其他中医药疗法　①中成药：可用参附注射液、参麦注射液、生脉注射液静脉推注或滴注。②灸法：艾灸百会、气海、关元、膻中等。

（5）调护　注意保暖，注意患者神志、生命体征检测。

（6）临证备要　同时对创伤致急性失血过多者，应及时明确出血部位、原因，并采取积极有效的止血措施，如有截肢、手术等指征，则尽快就地或者联系相关医院进行进一步手术治疗，同时给予扩容、升压、输血等抗休克治疗等综合救治措施。

二、阳气欲脱证

（1）临床表现　阳气暴脱（邪盛亡阳）：喘急，神昏，大汗淋漓，气促息微，肢体厥冷，舌淡苔白，脉微欲绝。

（2）治法　回阳救逆，扶正固本。

（3）推荐方药　参附汤。生晒参 30g，附子 15g，浓煎 100mL，每 12 小时给药 1 次。

（4）其他中医药疗法　①中成药：可用参附注射液、参麦注射液、生脉注射液静脉推注或滴注。血必净注射液静脉点滴。②灸法：针刺百会、气海、膻中等。艾灸神阙穴。

（5）调护　注意保暖，注意患者神志、生命体征检测。

（6）临证备要　针对脓毒症休克，西医治疗根据病情，结合感染指标，及早应用抗生素、激素、血管活性药物、液体复苏等支持对症治疗。

第六节　弥散性血管内凝血

弥散性血管内凝血（DIC）不是一种独立的疾病，而是许多疾病在进展过程中产生凝血功能障碍的最终共同途径，是一种临床病理综合征。其特点是凝血系统被激活，大量促凝物质入血，继而广泛微血栓形成，同时因为凝血因子的消耗引起全身性出血倾向，两种矛盾的表现最终逐渐发展为多器官功能障碍综合征。

一、中医辨治

1. 瘀热互结证

瘀热互结证多由毒热邪气入里，毒热邪气或停聚于三阳经或入营入血，燔灼阴液，耗伤阴血，以致毒热之邪与瘀血互结，而导致凝血功能紊乱，是弥散性血管内凝血的急、重期。

（1）临床表现　高热神昏，汗出喘促，出血、紫癜或花斑，二便失禁或大便不通。舌红瘀暗或红绛，舌苔少或黄燥，脉虚浮而大，病情变化极速，常可见血小板骤然减少。

（2）治则治法　清热解毒，活血化瘀。

（3）推荐方药　犀角地黄汤加减。水牛角片30g，生地黄30～90g（或鲜生地黄30～90g），赤芍30g，牡丹皮10～30g，西洋参30g等。中成药可用血必净注射液。

（4）调护　物理降温，加强入量，加强创面护理，严格制动，减少不必要的移动、翻动。

2. 气虚血瘀证

气虚血瘀证多由毒热邪气入血，耗伤阳气，日久则阳气虚脱，耗血动血，以致凝血功能紊乱，是弥散性血管内凝血的终末期表现。

（1）临床表现　喘急、冷汗淋漓，四肢不温或厥冷，出血，或神昏，或发热，脉微欲绝，舌淡苔白水滑，

（2）治则治法　益气回阳，活血通络。

（3）推荐方药　参附汤加当归、红花、三七、大黄。红参 10～30g，制附片 30g，大黄 10～30g，当归 30g，红花 10g，三七 6g 等。中成药可选用血必净注射液。

（4）调护　加强创面护理，严格制动，减少不必要的移动、翻动。

二、临证备要

弥散性血管内凝血并非独立的疾病，而是众多疾病病理变化过程中继发的一种临床综合征，同时发生广泛的微血管血栓形成和难以控制的出血倾向，使得治疗成功率低，是临床多种危重症的终末期表现，预后极差，死亡率极高。目前国际上对于弥散性血管内凝血的诊断与治疗均存在着很大分歧，除了针对原发病积极治疗达成共识外，其余在抗凝治疗、抗纤溶治疗、抗凝因子制剂治疗方面都在较多争议。因此，对于弥散性血管内凝血的早期识别与预防就显得尤为重要，早期的中医中药干预，或许可以为弥散性血管内凝血的治疗提供新的思路。

第五章　骨折、脱位、软组织损伤

第一节　骨折

一、骨折概要

骨的完整性或连续性遭到破坏者，称为骨折。骨折多由外来暴力引发，可直接或间接发生在作用的部位，亦可见于肌肉急骤牵拉伤。骨折断的内因，见于年龄偏大和健康状况不理想，体弱多病者，其骨质脆弱，疏松遭受外力而容易导致骨折。

骨质的治疗，在继承中医学传统理论和经验的基础上，结合现代科学，处理好骨折治疗中复位、固定、练功、药物治疗的时机，可显著降低患者的痛苦，促进骨折愈合，使患者早日重回正常生活。

二、骨折治疗

（一）复位

复位是将移位的骨折端恢复至接近正常的解剖关系，重建骨骼的支架作用。在全身条件允许的情况下，复位越早越好，一般争取在受伤 4～6 小时完成。

（二）固定

可以维持骨折整复后的良好位置，防止骨折再移位。有外固定和内固定之分。常用的外固定有夹板、石膏、绷带、牵引、支架等，内固定有接骨板、螺丝钉等。

（三）练功

骨折经妥善固定后，第一时间就应开展练功活动。练功应在医护人员指导下进行，动作要协调，循序渐进，逐步加大相邻各关节的活动度，逐渐增加负荷锻炼，练功需要贯穿治疗的全过程。

（四）药物

内服与外用药物是治疗骨折的两个重要法宝。古代骨伤科医家积累了不少秘方、验方，都各有特长，以"瘀去、新生、骨合"作为理论指导。内服和外用药物，对促进骨折的愈合均有良好作用。

（1）内服药 ①初期：1～2周以内，由于筋骨脉络的损伤，气血凝滞，经络受阻，故宜活血化瘀、消肿止痛为主，方药可选用桃红四物汤、活血止痛汤、复元活血汤为主，中成药可选七厘散、云南白药胶囊。②中期：3～6周以内，肿胀逐渐消退，疼痛明显减轻，骨尚未连接，故治宜接骨续筋为主，方药可选用新伤续断汤、和营止痛汤等，中成药可选伤科接骨片、紫金丹等。③后期：7～8周以内，一般已有骨痂生长，治宜壮筋骨、养气血、补肝肾为主，可选用六味地黄汤、八珍汤、健步虎潜丸。

（2）外用药 ①初期：以活血化瘀、消肿止痛类的药膏为主，如消瘀止痛药膏等。②中期：以接骨续筋类药膏为主，如接骨续筋药膏等。③后期：骨折已接续，可用舒筋活络类膏药外贴，如跌打膏等。骨折后期，关节附近的骨折，为防止关节强直，筋脉拘挛，可外用熏洗、熨药及伤药水揉搓，配合练功活动，达到活血散瘀、舒筋活络的目的。一般常用的熏洗及熨药方有海桐皮汤，常用的伤科药水有正骨水、正红花油等。

三、地震灾后常见骨折处理

1. 肱骨干骨折

肱骨干骨折是指肱骨外科颈以下至肱骨内外髁上2～3cm处的骨折，在上臂损伤中最为多见。

（1）临床表现 伤后局部有明显疼痛、压痛、肿胀和功能障碍，容易合并神经损伤。

（2）诊查要点 绝大多数为有移位骨折，上臂有短缩或成角畸形，并有异常活动和骨擦音。检查时应注意检查腕背伸功能及虎口区是否有感觉异常，以便确定桡神经是否有损伤。

（3）特色疗法　小夹板固定，采用前后内外四块夹板，其长度视骨折部位而定。上 1/3 骨折要超肩关节，下 1/3 骨折要超肘关节，中 1/3 骨折则不超过上、下关节，并应注意前夹板下端不能压迫肘窝。

（4）调护　复位固定后嘱患者尽量保持挺胸位，睡眠时需平卧免枕，肩胛间垫高，以保持双肩后仰，有利于维持骨折复位。固定期间，如发现上肢神经或血管受压症状或绷带松动，应及时调整绷带松紧度。

（5）临证备要　大部分肱骨干骨折均可采用保守治疗。若手法复位失败，或骨折合并桡神经、肱动脉损伤，或为开放性骨折，应考虑手术治疗。

2. 尺骨鹰嘴骨折

尺骨鹰嘴发生骨折即为尺骨鹰嘴骨折，为肘关节常见骨折之一。

（1）临床表现　伤后肘关节后方尺骨骨折，鹰嘴部疼痛，压痛明显，局限性肿胀，肘关节活动功能障碍。

（2）诊查要点　由于尺骨鹰嘴紧邻皮下，移位明显的骨折，检查时可触到骨折断端，肘功能活动丧失。

（3）特色疗法　有移位骨折手法整复后，在尺骨鹰嘴上端用抱骨垫固定，并用前、后侧超肘夹板固定肘关节于屈曲 0° ～ 20° 位 3 周，以后再逐渐改为固定在屈肘 90° 位 1 ～ 2 周。

（4）调护　保持肘关节处于伸直位固定，逐渐屈曲肘关节。捆扎带缚绑既不能过紧，也不宜过松，过紧会阻碍远端血运，过松则起不到固定作用。

（5）临证备要　尺骨鹰嘴骨折属于关节内骨折，固定时间越长，后期关节僵硬的程度就越严重，早期的康复锻炼尤为重要，拆除完外固定，采用海桐皮汤中药外洗，有助于消肿和止痛，手法整复不满意者或者粉碎移位明显者，应考虑手术治疗。

3. 桡骨远端骨折

指桡骨远端关节面以上 2 ～ 3cm 范围的骨折，为腕关节常见骨折之一。

（1）临床表现　伤后腕关节疼痛、肿胀，手腕功能部分或完全丧失。

（2）诊查要点　腕关节侧面观可见"餐叉样"畸形；正位观可见"枪刺样"畸形，外伤时以手掌触地者为最常见受伤体位（伸直型骨折）。

（3）特色疗法　伸直型骨折先在骨折远端背侧和近端掌侧分别放置一平垫，然后放上夹板，夹板上端达前臂中、上 1/3，桡、背侧夹板下端应超过腕关节，限制手腕的桡偏和背伸活动；扎上3条布带，最后将前臂悬挂于胸前。

（4）调护 复位固定后应观察手部血液循环，随时调整夹板松紧度；注意将患肢保持在旋后15°或中立位，纠正骨折再移位倾向；伸直型骨折固定期间应避免腕关节桡偏与背伸活动。粉碎性骨折者，骨折线通过关节面，对位不良者容易遗留腕关节功能障碍，或导致创伤性关节炎，故要求正确对位，并加强患者肢体功能锻炼，以避免后遗症发生。

（5）临证备要 部分患者受伤后出现手指不能活动的情况，在骨折复位后均可得到缓解，常规采用小夹板固定的后者，手背软组织容易肿胀，宜抬高上肢消肿，可采用三角巾悬吊，并第一时间开始手指各关节功能锻炼，并定时观察手指甲床的血运变化，早期容易过紧，后期容易过松，均应及时调整捆扎带的松紧。

4. 股骨颈骨折

股骨颈骨折是指股骨头下至股骨颈基底部的骨折，为髋部最常见的骨折之一。

（1）临床表现 髋部除有疼痛外，腹股沟附近有压痛，在患肢足跟部或大转子部有叩击痛。患髋功能障碍，不能站立行走，但有部分嵌入骨折，仍可短时站立或跛行。对这些患者要特别注意，不要因遗漏诊断而使无移位的稳定骨折变为有移位的不稳定骨折。

（2）诊查要点 外伤后髋部疼痛，不敢站立和行走，应首先考虑到有股骨颈骨折的可能。有移位的骨折下肢畸形明显，可见下肢外旋、缩短等。

（3）特色疗法 无移位或嵌插型骨折，可让患者卧床休息，将患肢置于外展、膝关节轻度屈曲、足中立位。为防止患肢外旋，可在患足穿一带有横木板的丁字鞋。亦可用轻重量的皮肤牵引固定6～8周。在固定期间应嘱咐患者做到"三不"：不盘腿，不侧卧，不下地负重。

（4）调护 股骨颈骨折愈合时间较长，应注意预防长期卧床的并发症，加强护理，防止发生压疮，并经常按胸、叩背，鼓励患者咳嗽排痰，以防发生坠积性肺炎。伤后数天疼痛减轻后，应行患肢屈伸活动，但要防止盘腿、侧卧及负重。对于骨质疏松者，大约需6个月才可逐渐恢复至负重活动。

（5）临证备要 股骨颈骨折一般一旦确诊，除非患者身体不能耐受手术，均应首先考虑及衡量手术的必要性，以防可能发生的卧床严重并发症，如容易发生股骨头坏死。

5. 股骨干骨折

股骨干骨折是指股骨小转子下 2～5cm 至股骨髁上 2～5cm 的股骨骨折，为大腿部常见骨折。

（1）临床表现　伤后局部重度肿胀，疼痛剧烈，压痛明显，下肢功能丧失，有缩短、成角或旋转畸形，有异常活动，可扪及骨擦音。

（2）诊查要点　伤后大腿部有异常活动，可扪及骨擦音，同时关注下肢感觉、动脉搏动、末梢循环情况，来判断有无合并神经、血管损伤。

（3）特色疗法　①垂直悬吊皮肤牵引。适用于 3 岁以内的儿童。此法是把患肢和健肢同时用皮肤牵引向上悬吊，用重量悬起，以臀部离开床面一拳之距为宜，依靠体重做对抗牵引。②皮肤牵引：适用于小儿或年老体弱的患者。大部分患者需要骨牵引。

（4）调护　骨折持续牵引时，要注意牵引重量的调整，牵引力线的方向，夹板位置及扎带的松紧度。患肢放置在牵引架上，要注意股四头肌和踝、趾关节的功能锻炼，并防止皮肤发生压疮。

（5）临证备要　对于股骨干骨折手法复位失败，多段骨折，开放性骨折合并神经血管损伤，均应考虑手术治疗。儿童股骨干骨折保守治疗效果良好，少有愈合不良的患者。股骨干是四肢骨干中最为粗大的部位，同时可能合并严重的软组织挫伤、血管神经损伤。

6. 胫腓骨骨折

胫腓骨骨折是指胫骨平台以下至踝关节以上的部分发生骨折。以胫腓骨干双骨折多见，为小腿常见骨折之一。

（1）临床表现　伤后小腿疼痛、肿胀和功能丧失，可有骨擦音及异常活动。严重者可有肢体短缩、成角及足外旋畸形。

（2）诊查要点　胫骨嵴大部分在小腿段，均在皮下，外伤后比较容易触及患处，骨折有移位者容易触诊到骨擦音、骨擦感及异常活动。

（3）特色疗法　小腿部位骨折部位常可采用塑型后的小夹板 5 块作为外固定治疗，使已复位的骨折端稳定，配合非负重功能锻炼。

（4）调护　如果采用夹板固定时，要注意松紧度适当，既要防止消肿后外固定松动而致骨折重新移位，也要防止夹缚过紧而妨碍患肢血运，或造成压疮。

（5）临证备要　不稳定性骨折手法复位失败，合并血管神经损伤及两处以上的多段骨折者，可考虑手术切开复位。小腿下段的骨折容易发生骨折不愈合和迟缓愈合。注意预防筋膜间室综合征。

7. 踝关节骨折

踝关节骨折是指胫骨、腓骨远端发生的骨折，绝大多数属关节内骨折。

（1）临床表现　伤后踝关节局部瘀肿、疼痛和压痛，功能障碍，不能行走及下蹲。

（2）诊查要点　可见外翻畸形和内翻畸形，可见张力性水疱。

（3）特色疗法　手法复位固定3周后，可将外固定打开，对踝关节周围的软组织（尤其是肌腱经过处）进行按摩，理顺经络，点按商丘、解溪、丘墟、昆仑、太溪等穴，并配合中药熏洗。

（4）调护　骨折手法整复固定后，早期应卧床休息并抬高患肢，以促进患踝血液回流，减轻瘀肿。

（5）临证备要　手法整复失败或系开放性骨折脱位，可考虑手术切开复位。

8. 肋骨骨折

肋骨骨折是指外伤致胸肋部发生的骨折，为胸部常见损伤之一。

（1）临床表现　胸部疼痛，多位于侧胸部，局部皮下瘀血明显，多根肋骨骨折时可见到胸壁塌陷。

（2）诊查要点　伤后局部疼痛，说话、打喷嚏、咳嗽、深呼吸和躯干转动时疼痛加剧，呼吸较浅而快。局部可能存在血肿或瘀斑，骨折处有剧烈压痛点，严重者可触及骨擦音。特殊体征为胸廓挤压征阳性（两手分别置于胸骨和胸椎，前后挤压胸部，可引起骨折处剧烈疼痛，称为胸廓挤压征阳性）。

（3）特色疗法　肋骨骨折可用弹力绷带固定法固定（该方法特别适用于老年人，患肺部疾患或皮肤对胶布过敏者。骨折部可外贴伤膏药或消瘀膏，嘱患者做深吸气，然后用宽弹力绷带环绕胸部固定骨折区及上下邻近肋骨，固定时间为3～4周）。

（4）调护　建议患者早期功能锻炼，病情轻者可下地自由活动。重症需卧床，常采取半坐卧位，可进行腹式呼吸运动锻炼。协助患者扶住伤处进行咳痰。忌食烟酒及辛辣之品，避免对肺部的刺激而发生剧烈咳嗽和疼痛。

（5）临证备要　最常见的肋骨骨折是第 4～9 肋，可单发或多发，严重的患者可合并肺及上腹部脏器的损伤，更有甚者，可危及生命。多根多处肋骨骨折容易并发血气胸，属胸外科急症，需积极处置，其间需合理使用抗生素，保持呼吸道通畅轻拍背，促进排痰。中医内治法对肋骨骨折疼痛合并咳嗽的患者，有较好的止痛镇咳效果。护理可主动指导对患者做呼吸训练，如吹气球等，促进肺功能恢复。

第二节　脱位

一、脱位概要

凡构成关节的骨端关节面脱离正常位置，引起关节功能障碍者，称为脱位，俗称"脱臼"。较容易发生脱位的关节：肩关节、肘关节、髋关节、膝关节。关节脱位多由直接或间接暴力所致，以间接暴力所致者较多见。脱位的内因，见于小儿因关节韧带发育尚不健全，年老体衰、体质虚弱、筋肉松弛者，以上原因导致易发生脱位。

脱位症状：①疼痛和压痛。单纯关节脱位的压痛一般较广泛，不如骨折的压痛点明显。②肿胀和瘀斑。单纯性关节脱位，肿胀多不严重，且较局限。③活动功能障碍。任何已脱位的关节，都将完全丧失或大部丧失其关节运动功能。脱位的特有体征：①关节畸形。关节脱位后，关节骨性标志的正常关系发生改变，破坏了肢体原有轴线，因而发生畸形。如肩关节前脱位呈方肩畸形；肘关节后脱位呈靴样畸形。②关节盂空虚。构成关节的一侧骨端部分，完全脱离了关节盂，造成关节盂空虚，表浅关节比较容易触摸辨别。如肩关节脱位后，触摸时有空虚感。③弹性固定。对脱位关节做被动运动时，但存在弹性阻力，当去除外力后，脱位的关节又回复到原来的特殊位置，是关节脱位指示性体征。

二、脱位治疗

脱位的核心治疗为复位，其他治疗方式和骨折治疗比较类似，也同时重视固定、练功和内外用药。

1.复位：绝大多数的脱位均可通过手法复位，进行手法复位时应注意以下几点。牵引手法是其他复位手法的基础，根据造成关节脱位的损伤机制，使脱出的骨端沿发病原路，通过关节囊破裂口送回正常位置，可结合屈伸、提按、端挤等手法，利用杠杆原理，局部可通过推拿按摩或麻醉，使关节周围肌肉及其他软组织松弛，骨端易于复位。

2.固定：关节脱位复位后，将伤肢固定在功能位或关节稳定的位置，一般上肢脱位应固定2～3周，下肢脱位应固定3～4周。

3.练功活动：关节脱位整复后，尽早开始练功活动，这是功能恢复的关键，但应避免做造成脱位方向的活动。

4.药物治疗：①早期：伤后1～2周，关节周围筋肉损伤，气血运行不畅，应以活血祛瘀为主，佐以行气止痛，内服方药可选用桃红四物汤、活血止痛汤等，中成药可选云南白药胶囊等。②中期：伤后2～3周，瘀血消而未尽，应舒筋活络，内服方药可选用壮筋养血汤等，外用接骨续筋膏等。③后期：受伤3周以后，因损伤导致的机体气血虚损、肝肾不足，治疗应以养气血、补肝肾、壮筋骨为主，内服方药可选用补肾壮筋汤、虎潜丸等，外治以熏洗为主，可选用海桐皮汤等。

三、地震灾后常见脱位的诊疗

（一）肩关节脱位

（1）临床表现　伤后局部疼痛、肿胀，肩部活动障碍。若伴有骨折，则疼痛、肿胀更甚，或有瘀斑。

（2）诊查要点　前脱位患者常以健侧手托患侧前臂，肩部失去正常圆钝平滑的曲线轮廓，形成"方肩"畸形。伤臂弹性固定于肩关节外展20°～30°位，可在喙突下、腋窝内或锁骨下扪及肱骨头。搭肩试验（Dugas征）阳性。

（3）特色疗法　如手牵足蹬法复位法，患者仰卧于床上，用拳头大的棉垫置于患侧腋下，以保护软组织。术者立于患侧，两手握住患肢腕部，并用近于患侧的一足抵于患者腋窝内，即右侧脱位术者用右足，左侧用左足，在肩关节外旋、稍外展位沿患肢纵轴方向用力，缓慢拔伸，继而徐徐将患肢内收、内旋，将肱骨头撬挤于关节盂内。当有入臼声时，复位即告成功。

（4）调护　脱位复位后，应制动2～3周，并按一定康复要求进行功能锻炼，不要过早参加剧烈活动，6周内禁止做强力外旋动作。制动期间可行肘、腕、手的功能锻炼，以及上肢肌肉的舒缩活动。去除固定后，开始肩关节功能锻炼，并配合针灸、推拿、理疗，以防肩关节软组织粘连和挛缩。

（5）临证备要　凡遇下列情况之一者，可考虑行切开复位。①脱位合并神经、血管损伤，临床症状明显，手法整复后症状未得到缓解者。②合并肱二头肌长头腱滑脱，多次手法整复未能取得成功者。③合并肱骨外科颈骨折，经手法整复未能取得成功者。④合并关节盂大块骨折，估计日后将影响关节稳定者。⑤合并大结节骨折，骨折块嵌夹于肱骨头与关节盂之间，阻碍复位者。

（二）髋关节脱位

髋关节由髂骨的髋臼与股骨头构成，是全身最典型的"杵臼关节"，该关节发生脱位即为髋关节脱位。髋关节是结构相对稳定的关节，非强大暴力不能造成髋关节脱位，所以髋关节脱位多见于活动能力强的青壮年人。

（1）临床表现　伤后局部疼痛、肿胀，畸形，活动受限，伴弹性固定。

（2）诊查要点　以后脱位最为常见，患髋疼痛，髋关节主动活动丧失，被动活动时，出现疼痛加重及保护性痉挛。患肢呈屈曲、内收、内旋及缩短的典型畸形。患侧的膝部紧贴在健侧的大腿上，并呈弹性固定状态，称为"粘膝征"阳性。大转子向后上移位，常于臀部触及隆起的股骨头。若髂股韧带同时断裂（少见），则患肢短缩、外旋。

（3）特色疗法　针对后脱位，可采用回旋法。患者仰卧，助手以双手按压双侧髂前上棘，固定骨盆，术者立于患侧，一手握住患肢踝部，另一手以肘窝提托腘窝部，在向上提拉的基础上，将大腿内收、内旋，髋关节极度屈曲，使膝部贴近腹壁，然后将患肢外展、外旋、伸直。在此过程中听到入臼声，复位即告成功。因为此法的屈曲、外展、外旋、伸直是一套连续的动作，

形状恰似一个问号 "？"（左侧），或反问号 "¿"（右侧），故亦称为画问号复位法。

（4）调护　髋关节脱位患者一般 2 ～ 3 个月患肢不允许完全负重，以免缺血的股骨头受压而塌陷，脱位后每隔两个月摄髋部 X 线片 1 次。在 1 年左右或以上，证明股骨头血运供给良好，无股骨头坏死情况，方可离拐，逐渐恢复正常活动。

（5）临证备要　脱位合并大块臼缘骨折，妨碍手法复位者；中心性脱位，骨折块夹住股骨头难以脱出者；有坐骨神经、闭孔神经及股动、静脉受压，手法复位不能解除压迫者，应尽快切开复位。陈旧性脱位超过 2 ～ 3 个月，估计手法复位有困难者，可考虑做切开复位。

第三节　软组织损伤

各种暴力或慢性劳损等原因所造成筋的损伤，统称为筋伤，相当于西医学的软组织损伤。"筋" 的范围比较广泛，广义的筋是指皮肤、皮下组织、筋膜、肌肉、肌腱、韧带、关节囊、滑液囊、关节软骨盘、椎间盘、腱鞘等软组织。筋伤是骨伤科最常见的疾病，筋与骨两者之间关系密切，而且相互影响。"伤筋动骨"，说明筋伤会影响骨骼，筋伤不一定伴有骨折、脱位，但是骨折、脱位均可伴有不同程度的筋伤。外伤性筋伤最常见的有腕部扭伤、腰部扭伤、踝部扭伤。受伤部位以疼痛、瘀肿、活动障碍为主，不能较好地完成日常工作和生活中的劳动或运动。

一、中医辨治

腕部扭伤早期宜冷敷，中后期用热敷，肿胀明显者，需予以夹板固定于功能位 2 ～ 3 周；去除外固定后，需进行腕关节屈伸及前臂旋转活动。

腰部扭伤后出现剧烈疼痛，可针刺肾俞、命门、委中等穴位；也可在患者脊柱两侧的竖脊肌、臀部及大腿后侧，以按、揉、推、滚等手法，同时配合中药药酒外用涂擦，疗效显著。

踝部扭伤早期，瘀肿严重者可局部冷敷，忌手法按摩。损伤严重者，需用踝关节支具或石膏外固定，保持踝关节于受伤韧带松弛的位置，一般固定

2～3周，若韧带完全断裂者，需固定4～6周，固定期间做足趾伸屈活动；解除固定后，开始锻炼踝关节的伸屈功能，并逐步练习行走。

中药内治法要重视治血与理气，可予桃红四物汤加减、柴胡疏肝散加减，还可予练功疗法，如五禽戏、八段锦、太极拳等。

调护：软组织损伤治疗目的是尽快恢复关节止痛功能。除了理筋手法、内外用药等治疗外，要重视调养和护理，要避免对筋伤愈合的不利因素，利用其有利因素，指导患者进行正确调养，积极进行循序渐进的功能锻炼，使之尽快康复。如腰扭伤的患者，同时嘱患者避免弯腰负重，减少久坐久站，疼痛症状缓解后，加强腰背肌的功能训练，可做平板支撑、五点支撑等动作。

二、临证备要

软组织损伤的治疗可予固定治疗、按摩治疗、封闭疗法、针刀疗法、拔罐疗法、物理疗法、手术治疗、中药治疗等，也可通过练功运动，帮助肢体恢复正常功能活动。

第六章　皮肤及软组织创伤类疾病

第一节　创面感染

创面皮肤感染本身属于外科常见疾病，亦是临床上的难题，尤其在地震后，由于救助困难、清创不及时，或伤口处理不当等原因，致多重感染、皮肤延迟愈合，严重者甚至可导致死亡。创面感染属于中医学"疮疡"的范畴，临床症状以红、肿、热、痛、溃后流脓为主，多由外伤染毒所致，是典型的阳证疮疡。中医药治疗外科疮疡具有显著优势，内服中药可调理患者体质，增强免疫力，外用祛腐生肌，促进愈合。

一、初期

1. 中成药内服

（1）局部红肿热痛明显，伴恶寒发热、便秘尿黄者，中成药选用连翘败毒丸、消炎解毒丸、牛黄解毒胶囊等。

（2）局部肿块不消，皮色暗红或不红，全身症状不明显者，可选用牛黄醒消丸、梅花点舌丸等。

（3）形成全身多发性脓肿或蜂窝组织炎时，可选用小金丸、六神丸等。

2. 汤药内服

可辨证内服仙方活命饮或五味消毒饮加减，以消肿散结为主。

基本方：金银花 20g，连翘 20g，蒲公英 20g，防风 10g，白芷 10g，陈皮 10g，当归 15g，贝母 6g，皂角刺 10g，栀子 10g。

加减：发于人体上部（头面颈部）者，加牛蒡子、黄芩、菊花、桔梗等；发于人体中部者，加柴胡、郁金、川楝子等；发于人体下部者，加黄柏、薏苡仁、车前草、牛膝、滑石等。

3. 外治法

（1）局部红肿热痛明显者，可选用如意金黄散（《医宗金鉴》方）、三黄洗剂外敷。

（2）局部皮色不红，皮温不高时，可选用阳和解凝膏，贴于患处。

（3）草药外敷：仙人掌、独脚莲、紫花地丁、败酱草等新鲜药，捣烂外敷。

（4）浸渍法：对于红肿无破溃者，可应用2%～10%黄柏溶液湿敷，或浸泡患处。

4. 调护

严格消毒，注意劳动保护，防止皮肤损伤。

二、中期（成脓期）

1. 中成药内服

可选用梅花点舌丸、活血消炎丸。

2. 汤药内服

汤药内服均用托法，基本方：金银花10～20g，连翘10～20g，生黄芪15～20g，当归10～15g，川芎10g，皂角刺10g，白芷10g，赤芍15～30g，栀子10g，丹参15～30g。

加减：如见疮形平塌，根盘散漫，难溃难腐，或溃后脓水稀少，坚肿不消，并出现精神不振，面色无华，脉数无力等症状，加用党参、白术、薏苡仁等。如见疮形漫肿无头，疮色灰暗不泽，化脓迟缓，或局部肿势已退，腐肉已尽，而脓水灰薄，或偶带绿色，新肉不生，不知疼痛，伴自汗肢冷，腹痛便泄，精神萎靡，脉沉细，舌质淡胖等症，加附子、肉桂、党参。

3. 外治法

切开排脓。

4. 调护

必须严格消毒，用过的敷料应予焚毁，换药用具彻底消毒。

三、后期

后期又可分为溃脓、收口两个阶段。

1. 溃脓阶段

（1）中成药内服　同中期。

（2）中成药外用　以提脓祛腐为主。溃疡表浅，脓腐不透，疮面不鲜者，可选用提毒散、九一散、九一提毒散少许，撒布疮面，红膏药或疮疡膏，微热软化后，贴敷患处。脓腔较深者，可选用九一散或提毒散撒布于油纱条上，置入脓腔引流。

（3）外治法　脓肿很深，尤其是内脏脓肿，宜用导管引流。袋脓者，宜用扩创引流，或者垫棉法。

（4）调护　保持皮肤清洁，减少患部活动。

2. 收口阶段

（1）中成药内服　疮面肉芽新鲜，愈合较快者，无需内服药物。疮面颜色苍白或紫暗，日久不敛，新肉难生者，可选用八珍颗粒、十全大补丸、人参健脾丸。

（2）中成药外用　疮面溃烂，流溢脓水者，可选用祛腐生肌散、珍珠散、珠黄八宝散，薄撒疮面；用创灼膏、湿润烧伤膏外敷疮面。疮面腐肉已脱，脓水稀少，新肉不生者，可选用康复新液，喷洒疮面或浸湿纱条，覆盖疮面；生肌散适量，撒布疮面；生肌玉红膏、紫草膏涂敷疮面。疮面疮肉凸出，影响愈合者，可采用白降丹少量，撒于胬肉处；祛腐生肌散撒于疮面。肉芽新鲜后，改用生肌散。形成窦道者，按窦道处理。

（3）外治法　溃疡脓出不畅，形成袋脓者，采用垫棉法，将棉花或纱布垫衬在疮口下方空隙处，并用宽绷带加压固定；对窦道深而脓水不易排尽者，用棉垫压迫整个窦道空腔，并用绷带扎紧；溃疡空腔的皮肤与新肉一时不能黏合者，使用时可将棉垫按空腔的范围稍微放大，垫在疮口之上，再用阔带绷紧。至于腋部、腘窝部的疮疡，最易形成袋脓或形成空腔，影响疮口愈合，或虽愈合而易复溃，故应早日使用垫棉法。具体应用时，需根据不同部位，在垫棉后采用不同的绷带予以加压固定，如项部用四头带，腹壁多用多头带，会阴部用丁字带，腋部、腘窝部用三角巾包扎，小范围的用宽橡皮膏加压固定。

（4）调护　加强全身营养支持，患者宜静卧休息，减少患部活动。

第二节　创面愈合困难

地震导致的创伤，可伴随环境严重污染，虽经早期清创或扩创，但免不了发生感染、化脓，加之地震导致的周围环境恶劣，可造成创面愈合困难，甚至引起全身症状。导致创面愈合困难的原因是多种多样的，主要包括外伤因素、组织局部的因素、全身因素、其他因素，如局部异物或坏死组织存留，引流不畅，营养不良，严重贫血，合并糖尿病、动脉硬化等，其他主要包括环境因素、心理因素。另外，重复性创伤也可导致创面愈合困难。创面愈合困难属于中医外科的疮疡之证，中医学理论认为，外科疾病的发病机制主要是气血凝滞，营气不从，经络阻塞，脏腑功能失调。而疮疡起因以热毒为主，毒、腐、瘀、虚间相互作用，使疮面形成和发展，根据疮疡初起、脓成、溃后三个阶段，内治分为托、消、补三法，外治则采用箍毒消肿、透脓祛腐和生肌收口三法，故此外用中药治疗疮疡的作用机制可归纳为清热解毒、活血化瘀、煨脓长肉及祛腐生肌。中医外科学中的"走黄"与"内陷"为疮疡疾病过程中，因火毒炽盛，毒邪走散，或正气不足，正不胜邪，客于营血，内攻脏腑的危重病，常继发于各种化脓性感染和严重外伤后的感染。

一、走黄

走黄的发生主要在于火毒炽盛，毒邪走散，客入营血，内攻脏腑而成。临床表现：本病发病急，病情重，发展迅速，变化多端。《疡科心得集》说："外症虽有一定之形，而毒气之流行，亦无定位。故毒入于心则昏迷，入于肝则痉厥，入于脾则腹疼胀，入于肺则喘嗽，入于肾则目暗，手足冷，入于六腑亦皆各有变象。兼症多端，七恶叠见。"

1. 临床表现

在疮疡原发病灶处忽然疮顶凹陷，色黑无脓，肿势软漫，迅速向周围扩散，边界不清，失去护场，皮色转为暗红。全身症状：寒战、高热，或体温不升，头痛，烦躁，胸闷，四肢酸软无力，舌质红绛，苔黄燥，脉洪数或滑数；或伴恶心呕吐，口渴喜饮，便秘腹胀或腹泻；或伴身发瘀斑，风疹块，黄疸等；甚至出现神志昏迷，呓语谵妄，发痉发厥等；或伴手足发冷，脉沉细等；或伴肢体拘急，骨节肌肉疼痛；或并发附骨疽、流注等。以上各症常可相兼出现。

2. 辨证论治

毒盛入血证

证候：原发病灶处忽然疮顶陷黑无脓，肿势软漫，迅速向周围扩散，边界不清，失去护场，皮色转为暗红；全身症状出现寒战、高热（体温多在39℃以上），头痛，烦躁，胸闷，四肢酸软无力；舌质红绛，舌苔多黄燥，脉洪数或滑数。

治法：凉血清热解毒。

方药：犀角地黄汤、黄连解毒汤、五味消毒饮三方合并加减。神识昏糊，加紫雪丹，或安宫牛黄丸；咳吐痰血，加贝母、天花粉、藕节炭；大便秘结，苔黄腻，脉滑数有力，加生大黄（后下）、芒硝（分冲）；呕吐口渴，加竹叶、生石膏（打碎）、生山栀；阴液损伤，加鲜石斛、玄参、麦冬；惊厥，加羚羊角（或用水牛角代，磨粉冲服）、钩藤（后下）、龙齿（先煎）；并发黄疸，加生大黄（后下）、生山栀、茵陈。

3. 外治疗法

根据不同疮疡的原发病灶，选择相应的外治法。颜面部早期应药物外敷以箍肿消毒，避免毒邪走散；中期脓肿应及时切开，后期应引流通畅；烂疔应及时清除坏死组织，清除异物，引流通畅。

4. 调护

及时、彻底处理原发病灶；注意体温、脉搏、呼吸等生命体征的变化，高热者予物理降温。

二、内陷

内陷为阳证疮疡疾患过程中，因正气不足，火毒炽盛，正不胜邪，毒不外泻，反陷入里，客于营血，内传脏腑的一种危急疾病。其特点是肿势隆起的疮顶忽然内陷，或溃疡脓腐未净而忽然干枯无脓，或脓净创面白活而忽变光白板亮，伴邪盛热极，或正虚邪盛，或阴阳两竭的症状。可根据不同临床表现，分为火陷、干陷和虚陷三种。

内陷发生的根本原因在于正气不足，火毒炽盛，加之治疗失时或不当，以致正不胜邪，反陷入里，客于营血，内犯脏腑。

1. 临床表现

多见于老年人，或有消渴病史者。常并发于脑疽、背疽患者，尤以脑疽更为多见。

（1）局部症状　疮顶不高或陷下，肿势平塌，散漫不聚，疮色紫滞或晦暗，疮面脓少或干枯无脓，脓水灰薄或偶带绿色，腐肉虽脱而创面忽变光白板亮，新肉难生，局部灼热剧痛或闷胀疼痛或不痛。

（2）全身症状　高热、寒战，或体温不升，头痛烦躁，或精神不振，甚至神昏谵语，气粗喘急，或气息低微，胸闷胸痛，咳嗽痰血，胁肋疼痛，恶心呕吐，腹胀腹痛，便秘或腹泻，汗多肢冷，或痉厥，或黄疸等。

一般而言，火陷辨证为邪毒热极证，干陷辨证为正虚邪盛证，虚陷辨证为脾肾阳衰证或阴伤胃败证。

2. 辨证论治

（1）邪盛热极证

证候：多发生于疽证 1～2 候的毒盛期。疮顶不高，根盘散漫，疮色紫滞，疮面干枯无脓，灼热剧痛；壮热口渴，便干溲赤，烦躁不安，神昏谵语，或胁肋偶有隐痛，苔黄腻或黄燥，舌质红绛，脉洪数、滑数或弦数。

治法：凉血清热解毒，养阴清心开窍。

方药：清营汤合黄连解毒汤、安宫牛黄丸、紫雪丹，加皂角刺、穿山甲。若寒战，高热，厥冷，此为热极生寒，热深厥深，宜清泄里热，宣通郁阳，用桂枝合白虎汤加减。

（2）正虚邪盛证

证候：多发生于疽证 2～3 候溃脓期。疮面腐烂，脓少而薄，疮色灰暗，肿势平塌，散漫不聚，闷胀疼痛，或微痛；发热或恶寒，神疲，食少，自汗胁痛，气息急促；舌苔黄腻或灰腻，脉象虚数。或体温反而不高，肢冷，大便溏薄，小便频数，舌质淡，脉沉细等。

治法：补养气血，托毒透邪，佐以清心安神。

方药：托里消毒散、安宫牛黄丸加减。

（3）脾肾阳衰证

证候：多发生于疽证 4 候收口期。肿势已退，疮口腐肉已尽，而脓水稀薄色灰，或偶带绿色，新肉不生，状如镜面，光白板亮，不知疼痛；虚热不退，形神委顿，纳食日减，或有腹痛便泄，自汗肢冷，气息低促；舌质淡红，舌苔薄白或无苔，脉沉细或虚大无力；甚至昏迷厥脱。

治法：温补脾肾。

方药：附子理中汤加减。自汗肢冷加肉桂。

（4）阴伤胃败证

证候：局部症状同脾肾阳衰证；伴口舌生糜，纳少口干；舌质红绛舌光如镜，脉象细数。

治法：生津养胃。

方药：益胃汤加减。

2. 外治法

根据原发病灶的不同，选择相应的外治法。

（1）湿润烧伤膏　将湿润烧伤膏涂于疮面约 1mm 厚，凡士林油纱布覆盖后，无菌纱布包扎，每日换药 1 次。对于深度疮疡疮面，纱布覆盖的厚度要与皮肤持平，对于皮下潜行区域，将湿润烧伤膏制成油纱后填于腔内，用纱布覆盖。

（2）云南白药　用于重度疮疡。疮面先用过化氢溶液、生理盐水清创，清除坏死组织，常规消毒皮肤，将云南白药粉均匀撒于疮面上约 0.5mm 厚，用无菌纱布压敷药粉数分钟，使药粉与疮面充分接触，外用无菌纱布，每日换药 1 次。

3. 单验方

（1）滑石粉　将滑石粉用单层纱布包裹成小包，高压灭菌后备用，碘伏消毒水疱周围皮肤，滑石粉小包置于水疱上，与疮面充分接触，覆盖敷料包扎，每日换药 1 次。水疱吸收后，巩固换药 1 ～ 2 天，然后采用暴露疗法，用碘伏涂搽疮面即可。疮面避免受压，定时更换体位。

（2）凤凰衣　取鲜鸡蛋，打碎，倒出蛋黄和蛋清，轻轻剥去外壳，可见内面之薄膜，即凤凰衣。若疮面表浅，仅用凤凰衣覆盖患处即可，若疮面较深或合并感染者，常规清创后，取抗生素液滴于表面，然后将凤凰衣覆盖患处，每隔 2 天或 3 天换药 1 次。

4.调护

及时、彻底处理原发病灶；支持疗法，补充血容量，纠正低蛋白血症等；对症处理，控制高热，维持水、电解质平衡；治疗全身性疾病，保护重要脏器功能。

第七章　出血类疾病

第一节　急性出血

急性出血为地震灾害中常见的内科急症，属于中医学"血证"的范畴。本章所论主要为地震灾后所常见之需紧急处理之出血的中医辨证论治，主要包括咳血、呕血及便血。急性出血辨证首先要分别其虚实，其次辨其部位脏腑。按照辨证的方法，分别论述其证候特征、治疗及调护方案。

一、中医辨治

（一）咳血

1. 肝火犯肺证

肝火犯肺是由情志郁结，郁久化火，肝火犯肺而致。

（1）临床表现　咳嗽阵作，痰中带血或纯血鲜红，胸胁胀痛，烦躁易怒，口苦，舌质红，苔薄黄，脉弦数。

（2）治则治法　清肝泻火，凉血止血。

（3）推荐方药　泻白散合黛蛤散加减。桑白皮 15g，地骨皮 12g，粳米 9g，甘草 6g，青黛 9g，海蛤壳 30g 等。肝火较甚，头晕目赤，心烦易怒者，用龙胆泻肝汤；若咯血量较多，纯血鲜红，可用咳血方。

（4）其他特色疗法　针刺主取肺俞、列缺、尺泽、鱼际、孔最，肝火加行间、太溪、鱼际，多用泻法。

（5）调护　宜适当止咳，避免患者剧烈咳嗽，保持呼吸道通畅，患者可取侧卧位，将头偏向一侧，谨防窒息。进流质易消化饮食，要避免情志过极，保持精神愉快，劳逸适度，防止气机郁滞。

2. 阴虚肺热证

阴虚肺热多由肺肾阴虚，虚火内炽，损伤肺络所致。

（1）临床表现　咳嗽痰少，痰中带血或反复咯血，血色鲜红，口干咽燥，颧红，潮热盗汗，舌质红，脉细数。

（2）治则治法　滋阴润肺，宁络止血。

（3）推荐方药　百合固金汤加减。熟地黄30g，生地黄30g，当归15g，白芍15g，甘草9g，桔梗15g，玄参15g，贝母30g，麦冬30g，百合30g等。可加白及、藕节、白茅根、茜草等止血，或合十灰散；反复咯血及咯血量多者，加阿胶、三七；潮热、颧红者，加青蒿、鳖甲、地骨皮、白薇等；盗汗加糯稻根、浮小麦、五味子、牡蛎等。

（4）其他特色疗法　针刺主取肺俞、列缺、尺泽、鱼际、孔最，阴虚加膏肓、太溪。

（5）调护　宜适当止咳，避免患者剧烈咳嗽，保持呼吸道通畅，患者可取侧卧位，将头偏向一侧，谨防窒息，宜进流质易消化清凉饮食。

（二）呕血

1. 胃热壅盛证

胃热壅盛多以暴饮暴食、饥饱失常、过食辛辣厚味，致使胃中积热，胃络受损所致。

（1）临床表现　脘腹胀闷，甚则作痛，吐血色红或紫暗，常夹有食物残渣，口臭，便秘，大便色黑，舌质红，苔黄腻，脉滑数。

（2）治则治法　清胃泻火，化瘀止血。

（3）推荐方药　三黄泻心汤加减。大黄15g，黄芩10g，黄连10g等。胃气上逆而见恶心呕吐者，可加代赭石、竹茹、旋覆花；热伤胃阴而表现口渴，舌红而干，脉象细数者，加麦冬、石斛、天花粉。中成药可选用一清胶囊。

（4）其他特色疗法　针刺主取膈俞、内关、足三里、公孙，胃热加内庭，多用泻法。

（5）调护　活动性出血期间禁饮食，病情缓解或量少，可适当流质凉饮食，保持大便通畅。

2. 气虚血溢证

气虚血溢多由劳倦过度，中气亏虚，气不摄血，血溢胃内所致。

（1）临床表现　吐血缠绵不止，时轻时重，血色暗淡，神疲乏力，心悸气短，面色苍白，舌质淡，脉细弱。

（2）治则治法　健脾养心，益气摄血。

（3）推荐方药　归脾汤或甘草人参汤加减。白术30g，人参30g，黄芪30g，当归15g，甘草6g，茯神9g，远志15g，酸枣仁15g，木香15g，龙眼肉15g，大枣30g（或人参30g），甘草60g，白及30g等。可酌加仙鹤草、桑螵蛸、炮姜炭等。

（4）其他特色疗法　针刺主取膈俞、内关、足三里、公孙，久病体虚加关元、气海。

（5）调护　宜少量进食易于消化、富有营养的食物；宜温暖，多加衣被以保暖。

上述两种证候的吐血，若出血过多，导致气随血脱，表现为面色苍白，四肢厥冷，汗出，脉微者，当益气固脱，可用独参汤等积极救治。

（三）便血

1.肠道湿热证

肠道湿热多因湿热内蕴，热郁肠道，灼伤肠络所致。

（1）临床表现　便血色红，大便不畅或稀溏，或有腹痛，口苦，舌质红，苔黄腻，脉濡数。

（2）治则治法　清化湿热，凉血止血。

（3）推荐方药　地榆散合槐角丸加减。地榆15g，黄连15g，水牛角30g，茜根10g，黄芩15g，栀子仁15g等。若便血日久，湿热未尽而营阴已亏，应清热除湿与补益阴血双管齐下，以虚实兼顾，扶正祛邪，可选用清脏汤或脏连丸。两方比较，清脏汤的清热燥湿作用较强，而脏连丸的止血作用较强，可酌情选用。

（4）其他特色疗法　针刺主取长强、大肠俞、脾俞、次髎、承山，湿热加太白、阴陵泉，多用泻法。

（5）调护　活动性出血期间禁饮食，保持大便通畅，不宜久蹲，宽衣宽带，以减轻腹压。

2.气虚不摄证

气虚不摄多因劳倦过度，中气亏虚，气不摄血所致。

（1）临床表现　便血色红或紫暗，食少，体倦，面色萎黄，心悸，少寐，舌质淡，脉细。

（2）治则治法　益气摄血。

（3）推荐方药　甘草人参汤加减。甘草60g，人参30g，白及30g等。可酌加槐花、地榆、仙鹤草。偏于脾阳虚者，加炮姜、灶心土，或用黄土汤加减。

（4）其他特色疗法　针刺主取长强、大肠俞、脾俞、次髎、承山，气虚加关元、气海。

（5）调护　保持大便通畅，不宜久蹲，宽衣宽带，以减轻腹压，多食富含纤维素的饮食；宜温暖，多加衣被以保暖。

轻症便血应注意休息，重症者则应卧床。活动性出血期间禁饮食，病情缓解后可根据病情进食流质、半流质或无渣饮食。应注意观察便血的颜色、性状及次数。若出现头昏、心慌、烦躁不安、面色苍白、脉细数等症状，常为大出血的征象，应积极救治。

中医急救处理：急性出血的患者，常伴有焦虑、恐慌的情绪，从而导致不易止血，甚至加重出血，大出血不止时可危及患者的生命。因此，镇静、止血、加强原发病的治疗，都十分重要。

1. 就地取材

若地震区域药物匮乏，可就地采药、急救，可用血余炭（头发丝烧炭）、藕节、白茅根等药物止血，咳血、呕血、便血均可应用。消化道出血者，也可服用当地灶心土加甘草，煎水止血。

2. 急救中成药

花蕊石散、石灰散、云南白药等冲服止血，危急重症者，云南白药保险子冲服或和酒外敷止血。

3. 中医外治法

以蒜泥敷涌泉穴，引热下行，可治疗咯血、呕血。

4. 转运

若伤情严重，无法现场控制时，则需紧急送到有条件行紧急手术止血的医疗机构。

二、临证备要

急性血证是内科常见危急重症，常导致患者死亡，一经发现必须立即诊治，避免患者紧张情绪。患者卧床休息，保持呼吸道通畅，必要时吸氧，消化道出血者活动性出血期间应禁食，密切监测生命体征；立即开通静脉通路，评估出血量多少，积极补充血容量，必要时紧急输血，排查出血病因。中医可以根据出血部位，有针对性地选用止血药。咳血可选白茅根、藕节；吐血和便血（远血）除大黄粉外，还可选白及、云南白药或伏龙肝；便血（近血）选生槐花、生地榆。中医药亦可在内镜下给药止血，并可预防再出血，对渗血经西医对症治疗无效时，中医药治疗亦有优势。

第二节　应激性溃疡出血

应激性溃疡是指机体在重症颅脑损伤、严重创伤、大手术后、严重感染、多器官功能衰竭、严重心理疾病等应激状态下发生的急性胃肠道黏膜糜烂、溃疡等病变，严重者可并发消化道出血，甚至穿孔。中医学认为，应激性溃疡出血属"血证"的范畴，其病因病机大多与热、虚有关。应激性溃疡出血的辨证以虚实为纲，并分为一个实证证型，即胃热伤络；一个虚证证型，即气虚血亏。按照虚实辨证的方法，分别论述其证候特征、治疗及调护方案。

一、中医辨证

1. 胃热伤络

胃热伤络多由火热熏灼，热灼胃络所致。

（1）临床表现　胃脘胀满不舒，甚则作痛，恶心呕吐，呕血鲜红或紫暗，常夹有食物残渣，口苦或口臭，大便次数常增加，便血紫黑。舌质红，苔黄腻，脉滑数。

（2）治则治法　清胃泻火，凉血止血。

（3）推荐方药　三黄泻心汤加减。大黄15g，黄芩10g，黄连10g等。中成药可选用一清胶囊。

（4）其他特色疗法　针刺主取膈俞、内关、足三里、公孙，胃热加内庭，多用泻法。

（5）调护　活动性出血期间禁饮食，病情缓解或量少，可适当流质凉饮食，保持大便通畅。

2. 气虚血亏

气虚血亏多由气血亏虚，气不摄血所致。

（1）临床表现　吐血绵绵不止，时轻时重，或下血紫暗，或色黑如漆，胃脘疼痛隐隐，神疲乏力，心悸气短，面色苍白无华。舌质淡，苔薄，脉细弱。

（2）治则治法　健脾益气，补气摄血。

（3）推荐方药　甘草人参汤或生肌散加减。人参30g，甘草60g，白及30g（或儿茶15g），乳香15g，没药15 g，冰片3g，麝香0.3g，血竭9g，三七9g等。

（4）其他特色疗法　针刺主取膈俞、内关、足三里、公孙，气虚加关元、气海。

（5）调护　活动性出血期间禁饮食，病情缓解后宜少量进食易于消化、富有营养的食物；宜温暖，多加衣被以保暖。

二、临证备要

一旦发现如呕血、黑便等消化道出血症状及体征，提示应激性溃疡出血已发生，此时除继续治疗原发病外，还必须立即评估出血量，采取各种止血措施进行治疗。

第八章　疼痛类疾病

第一节　创伤后头面部疼痛

头面部疼痛是指地震时因头面部受到坠物砸伤，或者自身跌落，头面部受伤，导致头面部局部出现瘀血，阻滞气机，不通则痛。临床当中大多以头面部创伤多见。头部创伤可大致分为脑震荡、脑挫伤两类。脑震荡相当于西医学的轻型闭合性颅脑损伤，脑挫伤相当于西医学的脑挫裂伤、颅内血肿或脑干损伤。头面部创伤非常复杂，分为头皮损伤、颅骨骨折、脑震荡、脑挫裂伤、颅内血肿等，本节着重讲述脑震荡和脑挫裂伤。

一、中医辨治

（一）脑振荡型

1. 临床表现

伤后意识丧失时间短，多在 30 分钟以内，清醒后有"逆行性健忘"，头痛，头晕，恶心，呕吐，或神志恍惚，有恐惧感，烦躁不安或嗜睡，记忆力、判断力下降，呼吸、体温无变化，瞳仁等大等圆，对光反射灵敏，无肢体运动障碍。舌红苔薄，脉弦微数。

2. 治则治法

开窍通闭。

3. 推荐方药

苏合香丸，每次 1 丸，温水灌服，每日 1 次。

4. 特色疗法

①针刺治疗。取穴人中、十宣、涌泉、内关、合谷、百会、太阳等穴。呃逆、呕吐重者，加天突、足三里；眩晕重者，加风池、风府；失眠、健忘者，加神门、三阴交。其中，人中、十宣、涌泉在昏迷期使用，点刺。②中

药外敷熏洗。以川芎、白芷、细辛、全蝎、地龙煎汤熏洗。③按摩法。取太阳、印堂、头维、百会、上星等穴，用一指禅法。

（二）脑海挫伤型

受伤后昏迷时间长，轻者数分钟、数小时，重者数天，甚至数周，严重头痛、头晕，恶心，喷射状剧烈呕吐，兼有偏盲，偏瘫，失语，抽搐，痰涎壅盛，呼吸或加快，或减慢，或衰竭，鼻腔、耳道可有异常液体流出，瞳仁不等大、不等圆，对光反射迟钝，甚至双瞳散大。舌红，苔黄腻，脉结代或至数不清。

1. 闭证

（1）临床表现　神昏不醒，高热烦躁，痰涎壅盛，气息短促，二便不通，舌红绛，苔黄腻，脉弦滑数。

（2）治则治法　化瘀涤痰，醒脑开窍。

（3）推荐方药　安宫牛黄丸1丸，水溶后鼻饲，每日2～3次。高热甚者加紫雪散，每次2～3g，每日1～3次。可配合冰袋降温。中药注射液：清开灵注射液或醒脑静注射液等。

（4）其他特色疗法　①针刺治疗，取督脉、十二井穴醒脑开窍，如人中、十二井、内关、太冲、丰隆、合谷，用毫针泻法。针对偏瘫可进行头针治疗：半身不遂取健侧运动区，感觉障碍加健侧感觉区，运动性失语加健侧面运动区，命名性失语加健侧语言二区，感觉性失语加健侧语言三区。②耳穴贴压，促醒取脑干、脑点、皮质下及交感穴等，并根据不同瘫痪部位加用耳部肢体穴，用王不留行籽贴压穴位。③中药吸入，治疗意识障碍者，可选用吹鼻促醒法，药物主要组成为猪牙皂、山柰、丁香、牛黄或冰片。

2. 脱证

（1）临床表现　神志昏蒙，气息微弱，瞳仁散大，目合口开，身冷汗出，撒手遗尿，舌淡，脉弱或脉微欲绝。

（2）治则治法　补气固脱，回阳救逆。

（3）推荐方药　参附汤加减，药用人参、附子、黄芪、山茱萸等。可给予中药注射液，如参附注射液或生脉注射液静脉滴注。

（4）其他特色疗法　①针刺治疗，取穴关元、神阙、气海、足三里，强刺激用补法。②艾灸治疗，可以神阙用隔盐灸，关元穴、气海穴用大艾炷灸。

二、临证备要

头面部创伤，首先要判断患者有无头面部骨折，有无出血。如有脑挫伤、颅骨骨折、面部骨折，则病情十分严重，且病情变化迅速，死亡率很高，接诊时必须在短时间内做出明确诊断。及时行 CT 检查，对于明确诊断有十分重要的意义。一经确诊为脑挫裂伤、颅内血肿、脑干出血、颅骨及面部骨折，应及早进行手术治疗。即使症状较轻，也要严密监测神经系统变化及生命体征，及时复查头颅 CT；如病情加重，颅内出血量增加时，应考虑手术治疗。

三、调护

1. 饮食宜清淡可口、富营养、易消化，避免忌食辛辣、煎炸，或过甜、过咸之品，忌海鲜和烟酒。

2. 针对清醒者，可以嘱其餐后进行呼吸锻炼，比如腹式呼吸锻炼、缩唇呼吸锻炼。也可以给予中医阿是穴穴位按摩、足浴等外治法。后期能够活动后，也可适当练习太极拳或八段锦。

3. 针对卧床患者，应密切关注患者压疮，可给予局部皮肤、下肢按摩，以促进血液循环。

第二节　创伤后胸背部疼痛

地震发生时，容易造成胸壁、后背脊柱及胸腔器官的创伤。轻者伤于胸背部皮肤肌肉，气血失和，脉络受阻，胸痛不已，咳唾加重，不能转侧。重者伤于经脉、脏腑，而致大动脉、心脏破裂，多气随血脱，立死不治。伤于肺者可有瘀血乘肺之证。急诊临床多见肺和胸壁的创伤。

一、中医辨治

1. 临床表现

伤后胸痛剧烈，或固定不移，或走窜疼痛，活动受限，咳嗽，胸闷憋气，胸膈胀痛，喘促气逆，张口抬肩。舌质红，苔薄黄，脉弦紧。

2. 治则治法

行气导滞，活血散瘀。

3. 处理

病情较轻，经检查如确无肋骨、脊柱骨折、无出血者，可用以下方法。

4. 推荐方药

乌药汤加减，药用乌药、朱砂、木香、延胡索、香附、甘草等。伤血瘀停胸胁者，可服用复元活血汤加减，药用柴胡、天花粉、当归、红花、桃仁、大黄、甘草等；或者口服七厘散（胶囊），每日 2 次，每次 1～2g，黄酒送服；或者外敷七厘散。

5. 其他特色疗法

手法推拿。患者取坐位，医者立于患者背后，令助手将手臂置于患者患肢腋下，向上持续牵引至脊肋关节松弛，医者轻轻按摩患者脊肋关节，发现脱位关节，令患者吸气，屏住气，医者迅速推按该关节令其复位即可。可给予针灸治疗，取穴内关、支沟，强刺激，可有很好的止痛效果。

二、临证备要

针对创伤后出现胸背部疼痛，首先要排除有无肋骨及脊柱骨折，有无气胸。接诊胸背部疼痛患者，及时行 X 线或 CT 检查。治疗上首先保持呼吸道通畅，恢复肺的通气和换气功能。清除呼吸道异物和分泌物，有呼吸功能不全者，及时使用呼吸机辅助呼吸。对开放性气胸者，应先将开放性气胸转变为闭合性气胸，对张力性气胸应及时行胸腔闭式引流术，降低患侧胸腔内压力。闭合性气胸，气胸范围超过 30%，症状明显者，可行针吸抽气法缓解临床症状。对于单发肋骨骨折，由于有上下肋骨的支撑，起到了固定作用，不需特殊处理。有多发骨折者，为防止骨折端刺伤胸膜、血管，应及时用胸带固定，有条件者可立即手术，行胸廓内固定术。及时处理心脏损伤。如有心包填塞，应及早行心包穿刺，以暂时减轻症状和明确诊断，一经确诊，应及时手术治疗。对胸腔出血量较大，呼吸受限者，要及时行胸腔引流，防止胸腔内积血，形成胸腔脓肿，又可观察是否有活动出血。对证实有较快的活动性出血者，要及时开胸探查止血。但对已明确肺挫伤出血者，不需要手术和引流，待患者一般情况稳定后，要鼓励并协助患者咳痰，恢复肺功能。有休克者及时纠正休克。有严重呼吸困难或有呼吸窘迫者，及时给以呼吸机辅助呼吸。

三、调护

1.清淡饮食，避免情绪过度激动。及时给予患者中医心理指导，帮助缓解因地震带来的紧张情绪。针对失眠焦虑患者，可给予耳穴压豆，以及头部经络疏通按摩治疗。

2.可以对患者进行局部中药熏洗。

3.针对卧床患者，应及时关注患者有无压疮发生，可给予双下肢的按摩，促进血液循环。

第三节 创伤后腰痛

地震发生时容易造成腰部创伤。轻者伤于腰部肌肉，使局部气血失和，脉络受阻，腰痛不已，不能转侧。重者造成腰椎、盆腔骨折、下腹部脏器破裂，多病情危重。本节主要讨论无明显骨折和脏器破裂，以及骨折经复位固定之后的治疗。

一、中医辨治

（1）临床表现 因跌仆坠落及重物砸伤，而损伤腰部，导致局部瘀血阻滞，腰痛如刺，痛有定处，日轻夜重，轻者俯仰不便，重者不能转侧，动则痛剧，痛处拒按。舌质暗紫，或有瘀斑，脉涩或弦。

（2）治则治法 化瘀通络，行痹止痛。

（3）推荐方药 身痛逐瘀汤加减，药用当归、川芎、桃仁、红花、秦艽、羌活、香附、没药、五灵脂、地龙、牛膝等。有热者加栀子；大便秘结，腹胀者加大黄。中成药：可使用小活络丹、跌打丸、云南白药胶囊、腰痛宁胶囊等药，肾阴虚者加服左归丸，肾阳虚者加服右归丸。

（4）其他特色疗法 ①针刺治疗。对于急性腰痛，取穴：腰痛点、阿是穴、大肠俞、委中、手三里、三间。对于瘀血腰痛，取穴局部阿是穴、血海、膈俞；对于虚证腰痛，取阿是穴（压痛点）、命门、肾俞、气海、关元，痛甚者加夹脊穴。患者取俯卧位，所选穴位常规消毒，针柄施约 1cm 长的艾条温灸，留针 20 分钟。起针后患处拔罐，留罐 5 分钟。②推拿按摩。先在腰部疼痛处及其周围应用推法，配合按肾俞、大肠俞、巨髎及压痛点，根据辨证，加用有关穴位，或适当配合相应的动作运动，然后再用按、揉、擦等法。③贴敷法。根据疼痛时间，可适当使用麝香活血化瘀膏、活血止痛膏、神农镇痛膏涂抹患处。或者跌打万花油、正红花油等揉抹患处。有条件者，选用当归、川芎、乳香、没药各 30g，醋 300mL，先将诸药在醋中浸泡 4 小时，再移入锅内加热。然后以纱布放入醋内浸透，趁热敷贴腰痛处，冷则更换，每次连续敷 4～6 小时，每日 1 次。

二、临证备要

针对地震中腰部被砸伤的患者，发现者和抢救者首先要判断患者基本生命体征，判断有无明显出血，有明显外伤出血者，应先包扎止血，再进行搬运。搬运时，应平放于担架或者平整的木板上，并固定腰部。接诊医生首先要判断患者生命体征，及时建立静脉通路。接着，判断有无明显外伤出血，有无腰椎骨折、盆腔骨折，有无下腹部重要脏器的破裂。应尽快进行 X 线检查，有条件的及时行下腹部、盆腔、腰椎 CT 检查。如有明显外伤出血者，应先给予包扎止血再行检查。一旦发现下腹脏器破裂，应及时行外科手术治疗。存在腰椎、盆腔骨折，针对骨折的类型和程度，及时行外科手术治疗。

三、调护

1.进行饮食教育，嘱患者宜清淡富营养饮食，避免忌食辛辣、煎炸或过甜、过咸之品，忌海鲜和烟酒。

2.可以给予中医五音疗法，帮助患者从地震的恐惧和创伤中走出来，增强战胜灾害、疾病的信心，积极配合治疗与护理。耳穴压豆、刮痧，预防患者失眠。

3.对于受伤局部，可采用热敷法，能够起到化瘀止痛的作用。对于可以活动者，无明显骨折患者，可适当练习五禽戏、太极拳或八段锦，以及功能锻炼等强筋健体。

第四节　创伤后四肢疼痛

地震发生时容易因肢体受到碰撞、砸伤而出现疼痛，可参考本节辨治。

一、中医辨治

1. 瘀阻经脉

（1）临床表现　肢体肿胀刺痛，局部瘀血瘀斑和压痛明显，舌质青紫，脉弦紧或涩。

（2）治则治法　活血化瘀，通络止痛。

（3）推荐方药　桃红四物汤与圣愈汤合方化裁，药用桃仁、川芎、当归、白芍、红花、生地黄、羌活、牛膝、五灵脂等。若瘀通入络，可加全蝎、地龙、三棱、莪术，以破血通络止痛；若气滞较重，可加川楝子、香附、青皮，以疏肝理气止痛。

2. 经脉瘀热

（1）临床表现　肢体肿胀灼热，疼痛，肤色或为紫暗，舌紫暗或有瘀斑，舌尖或红，苔薄黄，脉弦紧或濡。

（2）治则治法　清热化瘀止痛。

（3）推荐方药　四妙勇安汤与桃红四物汤合方加减，药用桃仁、红花、当归、白芍、金银花、玄参等。若红肿通甚者，可加蒲公英、连翘、紫花地丁、野菊花，以增强清热之力。

二、临证备要

针对四肢疼痛，首先应该排除骨折，以及局部组织内血管的有无破裂。可及时行 X 线、彩超等检查。针对骨折，根据患者病情和骨折的情况，采用中医手法复位及夹板固定，也可以选择西医手术治疗。针对组织周围血管破裂，首先要积极预防患者休克的发生，及时进行止血和行输血治疗，在患者生命体征稳定的前提下，及时地进行血管的修补。

三、其他特色疗法

针对无明显骨折，以及组织内血管破裂的患者。

1. 理筋手法

（1）按摩法　①轻度按摩法。又称浅按摩法，用单手或双手的手掌或指腹放在患处，轻柔缓慢地用力，做来回直线形或圆形的抚摩动作要领，按摩时动作要轻柔和谐，动作要缓慢。②深部按摩法。又称推摩法，用手指、掌根及全掌施行推摩理筋手法，也可用双手重叠在一起操作，按摩部位要深，力量要大，要求力的作用直达深部软组织，也可以使用捋顺法和拇指推法。

（2）揉擦法　①揉法。用拇指或手掌在皮肤上做轻轻回旋揉动的一种手法。也可用拇指与四指成相对方向揉动，揉动的手指或手掌一般不移开接触的皮肤，仅使该处的皮下组织随手指或手掌的揉动而滑动。②擦法。是用手掌、大小鱼际、掌根或手指在皮肤上摩擦的一种手法。

2. 敷贴、涂擦、熏洗、热敷法

（1）早期局部瘀血，可以用消肿止痛贴、麝香活血化瘀膏、活血止痛膏、神农镇痛膏等涂抹患处，以活血祛瘀止痛。

（2）局部瘀血，可以用跌打万花油、红花油、伤筋正骨酊、消肿止痛酊、金花跌打酊、云南白药酊等涂擦患处。

（3）局部皮肤灼热，可以用金银花煎水、野菊花煎水、2%～20%黄柏溶液，以及蒲公英等鲜药煎汁，以净帛或新棉蘸药水渍其患处。

（4）后期局部发凉，隐隐作痛，可以用如用粗盐、黄沙、米糠、麸皮、吴茱萸等炒热后，装入布袋中热熨患处。

四、调护

1. 进行饮食教育，嘱患者清淡饮食，避免忌食辛辣、煎炸，或过甜、过咸之品，忌海鲜和烟酒。

2. 可以给予中医五音疗法，帮助患者从地震的恐惧和创伤中走出来，增强战胜灾害、疾病的信心。还可给予耳穴压豆护理治疗，既能减轻患者疼痛，又能帮助患者睡眠。

3. 对于受伤局部，可采用热敷法，起到化瘀止痛的作用。同时，可以给予局部中药贴敷、局部拔罐等护理治疗。对于可以活动者，可适当练习五禽戏、太极拳或八段锦等强筋健体。

第九章　咳喘类疾病

第一节　创伤后血气胸

地震时建筑物结构破坏和倒塌，导致重物落下砸伤多发，巨大的暴力作用于肋骨后，导致多发性肋骨骨折，使得骨折断端移位，而引发血、气、血气胸。

一、中医辨治

1. 宗气不足，大气下陷

（1）临床表现　气短不足以息，或努力呼吸，有似乎喘，或气息将停，兼见寒热往来，咽干作渴，或满闷怔忡。舌质淡，

（2）治则治法　补肺升陷。

（3）推荐方药　升陷汤加减：生黄芪 30～120g，生知母 15g，桔梗 12g，升麻 6g，柴胡 6g，人参 25g，山茱萸 15g 等。有血瘀者可酌情加丹参、当归，停饮者可合用葶苈大枣泻肺汤。

（4）特色疗法　疼痛剧烈者，可口服田七末 3g，或云南白药 0.5g，每日 3 次，以止痛。

（5）调护　患者应睡功能床，床头抬高，半卧位休息；鼓励咳嗽咳痰；指导患者注意保暖，适时增减衣被，合理安排饮食起居，多饮水，加强营养，忌肥甘厚味、辛辣燥热、过甜过咸之品；适寒温，预防外感，保持良好情绪。

2. 气滞血瘀，腑气不通

（1）临床表现　突发呼吸困难或胸痛，疼痛剧烈，不能转侧，烦躁不能入睡，重则发绀、循环障碍、烦躁、意识障碍，甚至休克，腹满，大便干。舌红暗，苔白或厚腻，脉弦或涩。

（2）治则治法　活血化瘀，行气导滞。

（3）推荐方药　血府逐瘀汤或大柴胡汤加减。桃仁 10g，红花 10g，大

黄 15g, 赤芍 15g, 川芎 10g, 当归 10g, 柴胡 6g, 牛膝 6g, 桔梗 10g, 枳实 10g, 炙甘草 10g; 或北柴胡 30g, 赤芍 30g, 清半夏 9g, 黄芩 15g, 生姜 15g, 大枣 15g, 炙甘草 10g, 大黄 10g（后下）。

（4）特色疗法　中药灌肠：大黄 10g, 芒硝 10g, 水煎 100mL, 每日 1 次, 灌肠。

（5）调护　观察患者生命体征的变化；观察患者创口有无出血、漏气及皮下出血的情况；多进食粗纤维食物，保持大便通畅。

二、临证备要

多数的胸部创伤可采用非手术治疗治愈，包括临床观察、胸腔穿刺或引流、呼吸支持、止痛及介入治疗等，创伤导致的张力性气胸，病情紧急，需立即急救，可即刻用粗针头穿刺胸膜腔减压，并外接单向活瓣装置，进一步处理应安置胸腔闭式引流，并连接负压吸引装置，以利于加快气体排出，促进肺复张；对于非进行性的血胸，可根据积血量的多少，采用胸腔穿刺或闭式胸腔引流术，但进行性的血胸在输血、液体复苏的同时，应及时开胸探查。急救场合处理血气胸，应遵循高级创伤生命支持（ATLS）原则，保持气道通畅（A），呼吸（B）和循环（C）功能维持（ABC）法则。患者的自主呼吸和咳嗽咳痰能力是促进血气胸后期康复的关键，但常因疼痛剧烈不能咳嗽，当妥善运用中医辨证论治的优势，解决患者的病痛，促进血气胸的康复。

第二节　肺炎

地震后感染是住院患者死亡的第二位原因，以伤口感染和呼吸道感染多见。呼吸道感染中以肺炎为主，表现为发热、咳嗽、咳痰、呼吸困难，严重者可出现急性呼吸窘迫综合征，部分患者由于出现急性脊髓损伤，后期容易合并吸入性肺炎（坠积性肺炎），甚至进展成重症肺炎。

一、中医辨治

1. 风热袭肺

风热袭肺多由感受风热之邪，经口鼻侵袭肺脏，肺失宣肃所致。

（1）临床表现　发病初起，发热重，恶寒轻，咳嗽、咳白痰，口微渴，头痛、鼻塞，舌边尖红，苔薄白或微黄，脉浮数。

（2）治则治法　疏风清热，清肺化痰。

（3）推荐方药　银翘散加减。连翘10g，金银花15g，苦桔梗10g，薄荷10g，竹叶10g，生甘草6g，荆芥穗10g，淡豆豉10g，牛蒡子10g。中成药可选用抗病毒口服液、通宣理肺丸等。

（4）其他特色疗法　①针刺可选取合谷、曲池、尺泽、少商、肺俞。痰热结胸者，加丰隆；大便不通者，加天枢、上巨虚等，采用毫针浅刺，用泻法。②可选取阳明经刮痧治疗，使皮肤局部出现红色粟粒状，或暗红色出血点等出痧变化。

（5）调护　注意清淡饮食，忌辛辣油腻刺激食物。

2. 痰热壅肺

风热与痰相加，导致出现痰热壅盛。

（1）临床表现　咳嗽胸痛，呼吸气促，咳痰黄色或铁锈色、黏稠，发热，口渴，小便颜色黄赤，便秘或大便干燥，舌红苔黄，脉滑数。

（2）治则治法　清热解毒，宣肺化痰。

（3）推荐方药　清金化痰汤合千金苇茎汤加减。黄芩10g，栀子10g，桔梗10g，麦冬15g，桑皮15g，贝母15g，知母10g，瓜蒌15g，陈皮10g，茯苓15g，芦根15g，生薏苡仁30g，桃仁10g，冬瓜仁15g，炙甘草10g。中成药可选用川贝枇杷膏（片、胶囊、颗粒、糖浆）、复方鲜竹沥液等。

（4）其他特色疗法　①痰热清注射液20mL静脉滴注，每日1次，以清热化痰。②针刺可选用尺泽、肺俞、丰隆、列缺、曲池、大椎。毫针刺，行泻法，大椎可点刺放血。③可选取合谷、鱼际刮痧治疗，使皮肤局部出现红色粟粒状，或暗红色出血点等出痧变化。

（5）调护　清淡饮食，少吃甜食及高蛋白食物，加强痰液引流。

二、临证备要

肺炎是终末气道、肺泡和肺实质的炎症，属于中医风温肺热病的范畴。肺炎是肺卫气虚、外邪犯肺，以高热、咳嗽、气喘、胸痛、痰黄黏稠为主症，以起病急、变化快为特点的疾患，多属实热证范畴。体虚或用过抗生素者，也可表现为痰湿蕴肺证。对本病的治疗，意在从速，初期尽早散外邪，以防邪热入里，化腐成痈。一旦高热出现，应予以大剂清热解毒、清肺泻火的药物，以使发热尽早得到控制。高热缓解后，一般都会出现口干舌燥、渴欲饮水、不思饮食、倦怠无力等气阴两虚的表现，应及时以益气养阴药恢复体质。

第十章　发热类疾病

第一节　普通感冒

普通感冒俗称"伤风"。潜伏期 1 天左右，常以咽干燥、咽痒或痒痛为早期症状。随后出现鼻塞、打喷嚏、流鼻涕，全身症状轻，一般不发热，或偶尔有轻微发热和头痛。若无并发症，5～7 日痊愈。

一、中医辨治

（一）实证

1. 风寒感冒

（1）临床表现　恶寒重，发热轻，无汗，头痛，肢节酸痛，鼻塞声重，时流清涕，咽痒，咳嗽，痰稀薄色白，口不渴，或渴喜热饮。

（2）治则治法　辛温解表，宣肺散寒。

（3）推荐方药　荆防败毒散或荆防达表汤加减。荆芥 10g，白芷 10g，炒杏仁 10g，柴胡 15g，黄芩 10g，甘草 6g，生姜 10g，大枣 15g，水煎，每日 2 次分服。中成药选用感冒清热颗粒（片、胶囊），正柴胡饮颗粒。

（4）其他特色疗法　针刺选取风池、太阳、大椎、列缺、合谷等穴位。

（5）调护　平素注意避风保暖，服药后可喝些热粥或热汤，盖被，微微出汗，以助药力驱散风寒。

2. 风热感冒

（1）临床表现　身热较重，微恶风寒，汗出不畅，头痛，咳嗽，痰黏或黄，咽喉干痛，鼻塞，流黄浊涕，口渴欲饮。

（2）治则治法　辛凉解表，清肺透邪。

（3）推荐方药　银翘散或葱豉桔梗汤加减。金银花 15g，连翘 15g，荆芥 9g，桔梗 6g，板蓝根 15g，炒杏仁 10g，薄荷 6g(后下)，生甘草 6g，水煎服，每日2次分服，连服2～3剂。中成药选用连花清瘟胶囊，银翘解毒丸（片、胶囊、颗粒），双黄连片（胶囊、颗粒、合剂、口服液），板蓝根颗粒，清热解毒口服液，发热者用瓜霜退热灵胶囊。

（4）其他特色疗法　针刺选取曲池、风池、太阳、尺泽、列缺、合谷、少商等穴位。

（5）调护　患风热感冒要多饮水，饮食宜清淡。

3. 暑湿感冒

（1）临床表现　身热，微恶风，汗少，肢体酸重或疼痛，头昏重胀痛，鼻流浊涕，心烦口渴，渴不多饮，胸闷恶心，小便短黄。

（2）治则治法　清暑祛湿解表。

（3）推荐方药　香薷饮加减。藿香10g，佩兰10g，香薷10g，厚朴10g，姜半夏10g，黄连9g，水煎，每日分2次服。中成药选用藿香正气软胶囊（水）、保济丸（口服液）。

（4）其他特色疗法　针刺选取委中、阴陵泉、身柱、足三里、合谷等穴位。

（5）调护　暑湿感冒多因为夏季闷热，湿度较大，贪凉后受邪所致，因而要注意少食生冷，合理调节环境温度。

（二）虚证

1. 气虚感冒

（1）临床表现　恶寒较甚，发热，无汗，头痛，咳嗽痰白，咳痰无力，平素神疲体弱，气短懒言，反复易感。

（2）治则治法　益气解表。

（3）推荐方药　参苏饮加减。党参9g，紫苏叶15g，木香9g，干葛12g，半夏9g，茯苓12，枳壳12g，桔梗9g，陈皮12g，炙甘草6g，水煎服，每日2次分服。中成药选用玉屏风颗粒。

（4）其他特色疗法　采用灸法选取神阙、关元、足三里等穴位。

（5）调护　平素体质虚弱的患者要注意适应气候冷暖的变化，根据周围环境的变化，及时增减衣服。此外，要适当地加强身体锻炼，并注意日常饮食营养的调理，以增强机体的抗病能力。

2. 阴虚感冒

（1）临床表现 身热，微恶风寒，少汗，头晕，心烦，干咳少痰。

（2）治则治法 滋阴解表。

（3）推荐方药 加减葳蕤汤加减。人参6g，薄荷6g，桔梗6g，玉竹12g，葱白9g，淡豆豉9g，炙甘草3g，水煎服，每日2次分服。

（4）其他特色疗法 采用针刺治疗，选取太溪、三阴交、涌泉等穴位。

（5）调护 平时可用枸杞子、沙参、麦冬、生地黄、川贝母等补阴药进行食疗。嘱患者多饮水，多吃新鲜蔬菜水果，饮食清淡易消化，作息规律，避免熬夜，保持心情舒畅，加强锻炼，增加机体抗病能力。

二、临证备要

感冒应以预防为主，注意气候变化，及时增减衣物，保持乐观心态，适当户外活动。治疗感冒首先应明确辨证，若风寒证误用辛凉，风热证误用辛温，易使病邪难以外达，反入里引起传变。感冒初起，病情尚轻，寒热不明显者，可先予辛平轻剂，疏风解表。除体虚感冒兼顾扶正补虚外，一般忌用补敛之品。若有老幼、体弱及感邪较重者，多兼有并发症，应同时兼顾，根据病机变化，随证治之。

第二节 流行性感冒

流行性感冒作为由流感病毒引起的一种急性呼吸道传染病，其发病具有季节性，且病情变化迅速，部分人群如孕产妇、婴幼儿、老年人及慢性基础疾病患者作为高危人群，有传变为危重症，甚至死亡的风险。

一、中医辨治

1. 寒邪束表

临床表现：恶寒，发热，无汗，头身疼痛，或伴见咳嗽、流涕，无咽痛口渴，舌质淡红，舌苔薄白，脉浮紧。

推荐方剂：麻黄汤。

2. 寒郁化热

临床表现：发热，恶寒，无汗，肌肉酸痛，头目疼痛，咽干痛，咳嗽，舌质红，舌苔薄白或薄黄，脉浮微洪。

推荐方剂：柴葛解肌汤。

3. 温邪郁卫

临床表现：发热，咽痛、口干、咳嗽，伴见肌肉酸痛，微恶风寒，无汗或汗出不畅，苔薄白，舌边尖红，脉浮数。

推荐方剂：银翘散。

4. 温邪袭肺

临床表现：咳嗽，咽干微痛，口干，轻微发热，无恶寒身痛症状，舌淡红，苔薄白，脉浮。

推荐方剂：桑菊饮。

5. 湿阻气机

临床表现：发热、困倦、咽痛、咳嗽，食欲减退，腹泻或大便黏滞不畅，舌淡红，苔腻，脉濡。

推荐方剂：甘露消毒丹。

二、临证备要

自然灾害期间，生活环境发生巨大变化，一时难以适应，需在救灾的同时，应尽可能提供相对清洁的环境，也要求群众自身尽可能保持良好的个人卫生习惯，避免接触呼吸道感染患者。

保持良好的呼吸道卫生习惯。咳嗽或打喷嚏时，用上臂或纸巾、毛巾等遮住口鼻，咳嗽或打喷嚏后洗手，尽量避免触摸眼睛、鼻或口。

第三节　急乳蛾

急乳蛾是指因受凉、过度疲劳，乃至外邪侵袭，邪毒积聚喉核所致的以咽部疼痛、咽干不适，异物感，喉核红赤肿起，表面有黄白脓点为主要临床表现的咽部疾病。急乳蛾若迁延日久难愈，可成为病灶，引发局部及全身多种并发症。西医学的急性扁桃体炎可参考本病的辨证论治。

一、中医辨治

1. 外邪侵袭，邪聚喉核

本证多由外邪侵袭，壅遏肺气，咽喉首当其冲，邪毒积聚喉核所致。

（1）临床表现　咽喉干燥、灼热、疼痛，吞咽时加剧。可兼见头痛，发热，微恶风，咳嗽。舌质红，苔薄黄，脉浮数。

（2）治则治法　疏风清热，利咽消肿。

（3）推荐方药　疏风清热汤加减。防风 6g，白菊花 12g，桑叶 9g，板蓝根 18g，大青叶 15g，金银花 9g，连翘 12g，黄芩 9g，夏枯草 6g，白茅根 9g，蝉蜕 4.5g。中成药可选用羚翘解毒丸、清咽润喉丸、喉咽清颗粒（口服液）。

（4）其他特色疗法

食疗：①萝卜 100g，橄榄 50g，蒲公英 15g，共捣碎，装入小布袋中，加水适量，水煎 20 分钟后取汁，再与大米 50g 煮成稀粥。每日服 2 次。②白萝卜 250g，青果 5g（打碎）和金银花 20g，共装入纱布袋内，与萝卜煮汤，加食盐、味精适量，调味服食。每日 2 次。

外治：①吹药。冰硼散或珠黄散吹于局部。②含服。铁笛丸或润喉丸、喉症丸、六神丸，以清热解毒，润喉消肿。

针灸治疗：①体针。实热证，选合谷、内庭、曲池，配天突、少泽、鱼际，每次 2～4 穴，泻法，每日 1～2 次。②刺血法。喉核红肿疼痛、高热者，可点刺扁桃体、耳尖等耳穴或耳背静脉放血，亦可点刺少商或商阳放血，每穴放血数滴，每日 1 次，以泄热消肿。

（5）调护　注意口腔卫生，及时治疗临近组织疾病。

2. 邪热传里，毒聚喉核

本证多由素体蕴热，外邪未解传入于里，蕴积肺胃，加之过食辛辣厚味，致肺胃热毒炽盛所致。

（1）临床表现　咽痛剧烈，痛连耳窍、耳根，吞咽困难，呼吸不利，面赤气粗，口气热臭喷人。高热神烦，口渴引饮，咳嗽痰黄稠，腹胀，大便燥结，小便短赤。舌质红，苔黄厚，脉洪大而数。

（2）治则治法　泄热解毒，利咽消肿。

（3）推荐方药　清咽利膈汤加减。连翘 5g，栀子 5g，鼠黏子 5g，黄芩

5g，薄荷 5g，防风 5g，荆芥 5g，芒硝 6g（冲服），金银花 5g，玄参 10g，大黄 6g，桔梗 5g，黄连 5g。中成药可选用清咽利膈丸、清咽润喉丸。

（4）其他特色疗法

食疗：①蒲公英 50g，装入纱布袋内，加水适量，煎 30 分钟后，取汁与大米 100g 同煮成粥。每日服食 2～3 次。②丝瓜 250g（切片），香油 10g，生蒜 6 枚（切片），青黛 6g，食盐 3g，炒成菜肴，随主食吃。

外治：①吹药。选用西瓜霜、冰硼散、珠黄散、锡类散、喉科牛黄散吹于局部。②含漱。用金银花、甘草、桔梗适量，或荆芥、菊花适量煎水含漱。每日数次。

针灸治疗：①体针。实热证，选合谷、内庭、曲池，配天突、少泽、鱼际，每次 2～4 穴，泻法，每日 1～2 次。②耳针。实热证，取扁桃体、咽喉、肺、胃、肾上腺，强刺激，留针 10～20 分钟，每日 1 次；或取扁桃体穴埋针，每日按压数次以加强刺激。③刺血法。喉核红肿疼痛、高热者，可点刺扁桃体、耳尖等耳穴，或耳背静脉放血，亦可点刺少商或商阳放血，每穴放血数滴，每日 1 次，以泄热消肿。

（5）调护　饮食清淡，忌食辛辣肥甘，卧床休息，多饮水。

二、临证备要

乙型溶血性链球菌为急性扁桃体炎的主要致病菌。除口服药物之外，还可通过复方硼砂溶液、1∶5000 呋喃西林溶液、华素片、草珊瑚含片等含漱液、含片进行局部治疗。急性扁桃体炎经过适当治疗后，一般预后良好，但应注意防治并发症，应以增强抵抗力和预防为主。

第十一章　吐泻类疾病

　　吐泻类疾病是指以恶心呕吐、腹泻为主要症状的一类疾病，是外邪侵袭机体后，损伤脾胃，升降失司，气机逆乱，而引起的以上吐下泻为主要症状的病证。本章主要论述地震灾害后出现的急性吐泻性疾病的中医辨治，如食物中毒、痢疾、泄泻等疾病，均可参照本章诊疗。

第一节　食物中毒

　　食物中毒是由于进食变质或有毒食物出现的以呕吐、腹痛、腹泻为主要表现的疾病。有明确进食不洁或有毒食物史，症状多为胃脘部或脐周疼痛，恶心、呕吐，腹泻，多为黄色水样便或稀烂便，一日数行等。

一、中医辨治

1. 湿热内蕴

因进食不洁损伤脾胃，湿热蕴结胃肠而致传化失常。

（1）临床表现　起病急骤，吐泻并作，脘腹疼痛，吐下急迫，或泻而不爽，其气臭秽，肛门灼热，烦热口渴，小便短赤。舌苔黄腻，脉多滑数或濡数。

（2）治则治法　清热利湿。

（3）推荐方药　葛根芩连汤加减：葛根 15g，金银花 15g，茯苓 15g，黄芩 10g，车前子 10g（包煎），黄连 6g，炒神曲 10g，生山楂 15g，炒麦芽 15g，甘草 6g。颗粒剂或中药饮片水煎服，每日 1 剂。中成药可选用葛根芩连丸（片、胶囊、颗粒、口服液）、保和丸（片、颗粒）。

2. 寒湿内困

因进食不洁，寒湿困于胃肠而致传化失常，清浊不分。

（1）临床表现　呕吐清水，泻下清稀，甚至如水样，腹痛肠鸣，脘闷食少，口淡不渴，小便清而量少，或兼有恶寒，头痛，肢体酸痛。舌苔白腻，脉濡缓。

（2）治则治法　芳香化湿，散寒和中。

（3）推荐方药　藿香正气散加减：藿香10g，紫苏叶10g，大腹皮10g，炒白术10g，厚朴10g，半夏10g，白芷10g，茯苓15g，桔梗8g，甘草8g，干姜5g，生姜5g，草果5g，大枣10g。颗粒剂或中药饮片水煎服，每日1剂。中成药可选用藿香正气丸（胶囊、滴丸、水）。

（4）其他特色疗法　①食疗方：绿豆甘草山楂汤，绿豆50～100g，生山楂50g，生甘草10g，白扁豆15g，生姜10g，红糖30g。水煎服，日1剂。适用于各型食物中毒。②中药热罨包：腹部。③穴位按摩：内关、足三里。④艾灸：神阙、中脘、足三里。

（5）预防调护　①食物煮熟煮透，生熟分开，进食前要洗手。②不吃馊腐变质或被洪水浸泡过的食物。不吃病死的禽畜、水产品。③不到无食品经营许可证的摊档购买食品，不自行采摘野生菌类、野菜和野果食用。④警惕误食有毒有害物质，食品应储存在干燥、低温并且不易被鼠类、苍蝇、蟑螂侵害及杀鼠药等污染处。

二、临证备要

食物中毒的发病特点：有明确进食不洁或有毒食物史；发病迅速；同食者症状相似，食多者症状重；轻者泻后痛减，重者可致邪毒内陷，故症状加重需及时就医。食物中毒疾病在采用中医疗法治疗的同时，应注意以下事项。

1. 如症状严重，如剧烈腹痛无法进食，吐血便血，发热超过38℃，需及时就诊。

2. 积极补充水分和盐分，避免脱水和电解质紊乱。

3. 如尝试进食，病情没有加重，适量食用易消化食物补充能量。

4. 注意休息，切勿盲目使用抗腹泻药物，或盲目催吐。

第二节　痢疾

痢疾是因外感时行疫毒、内伤饮食而致邪蕴肠腑脂膜，气血凝滞，传导失司，以腹痛腹泻、里急后重、下痢赤白脓血为主症的具有传染性的疾病。

病位在肠，与脾胃有密切关系。

一、中医辨治

1. 湿热痢

因外感湿热，脾失健运，湿热夹滞，或伤及肠络而引起的痢疾。

（1）临床表现　腹部疼痛，以下腹部为著，里急后重，大便中有红色、白色脓血样物质，甚至黏稠如胶冻样物质，气味极为腥臭，肛门灼热，小便短而黄，舌苔黄腻，脉滑数。

（2）治则治法　清热解毒，调气行血。

（3）推荐方药　芍药汤加减。白芍 30g，当归 15g，黄连 15g，槟榔 6g，木香 9g，炙甘草 6g，大黄 9g（后下），黄芩 15g，肉桂 6g。颗粒剂或中药饮片水煎服，每日 1 剂。中成药可选用香连片（丸）、复方黄连素片。

（4）其他特色疗法　红白痢疾方：白头翁 30g，马齿苋 30g，生山楂 30g，生薏苡仁 30g。颗粒剂或中药饮片水煎服，每日 1 剂。

（5）调护　应当空腹温服中药汤剂，并督促患者多喝温开水、淡糖盐水，补充体液，以防电解质紊乱。同时，饮食宜清淡，以半流质饮食为主，忌肥甘厚腻、辛辣油炸之品。

2. 寒湿痢

因寒湿内阻，脾胃阳虚所致的痢疾。

（1）临床表现　腹部疼痛，具有牵引感或紧缩感，泻下物为红色及白色黏液胶冻样物质，白色较多、红色较少，或完全为纯白色物质，里急后重，自觉口淡无味，腹胀，头身困乏，舌质淡，苔白腻，脉濡缓。

（2）治则治法　温中燥湿，调气和血。

（3）推荐方药　不换金正气散加减。苍术 12g，陈皮 12g，姜半夏 10g，厚朴 10g，藿香 12g，甘草 6g，生姜 10g，大枣 10g。颗粒剂或中药饮片水煎服，每日 1 剂。中成药可选用藿香正气丸（胶囊、滴丸、水）。

（4）其他特色疗法　针灸：天枢（艾灸）、足三里（针刺）、上巨虚（针刺）。

（5）调护　应当饭前温服中药汤剂，同时注意卧床休息，腹部保暖。饮食宜清淡，以半流质饮食为主，可适当食用葱、姜、蒜等温中散寒之品，忌食生冷之物。

3. 疫毒痢

因疫毒外侵，壅滞肠道所致的具有较强传染性的痢疾，叫疫毒痢。

（1）临床表现　骤然发病，发热，热势较高，体温 ≥ 38.5℃，头痛、烦躁，恶心、呕吐，反复下痢不止，泻下脓血便，可呈鲜紫色，腹部剧烈疼痛，甚至出现昏迷，舌质红绛，舌苔黄燥，脉滑数或微欲绝。

（2）治则治法　清热解毒，凉血除积。

（3）推荐方药　白头翁汤合芍药汤加减。白头翁 15g，黄连 6g，黄柏 12g，秦皮 12g，芍药 30g，当归 15g，槟榔 6g，木香 6g，炙甘草 6g，大黄 9g，黄芩 15g，肉桂 5g。颗粒剂或中药饮片水煎服，每日 1 剂。中成药可选用复方黄连素片、肠炎宁（颗粒）。

（4）其他特色疗法　针刺曲池、十宣、少商，可针刺放血。

（5）调护　宜偏凉时服用中药汤剂，同时对于高热患者应当予以物理降温或药物退热，防止发生神昏、惊厥等症状。因本证变化较快，应密切观察，做好记录。同时，清淡饮食，以流质饮食或半流质饮食为主，忌食肥甘厚腻、辛辣油炸之品。

二、临证备要

1. 注意痢疾治疗禁忌。忌过早补涩，忌峻下攻伐，忌分利小便，以免留邪或伤正气。

2. 注意与泄泻相鉴别。两者均可发生于地质灾害之后，症状都有腹痛、大便次数增多等症状，但痢疾大便次数虽多而量少，排赤白脓血便，腹痛伴里急后重感明显。而泄泻大便溏薄，粪便清稀，或如水，或完谷不化，而无赤白脓血便，腹痛多伴肠鸣，少有里急后重感。当然，泻、痢两病在一定条件下又可以相互转化，或先泻后痢，或先痢而后转泻。一般认为，先泻后痢病情加重，先痢后泻为病情减轻。

第三节　泄泻

泄泻常由外感湿热，内伤饮食等因素，导致脏腑功能失调，诱发以大便稀薄、次数增多为主症的疾病。主要表现为大便次数增多，粪质清稀；或便次不多，但粪质清稀，甚至如水状；或大便溏薄，完谷不化，便中无脓血。

一、中医辨治

1. 寒湿泄泻

因寒湿内盛，脾失健运，导致清浊不分而引起的泄泻。

（1）临床表现　泄泻清稀，甚则如水样，腹痛肠鸣，脘闷食少。舌苔白腻，脉濡缓。

（2）治则治法　芳香化湿，解表散寒。

（3）推荐方药　藿香正气散加减：藿香15g，白术20g，陈皮15g，姜半夏10g，大腹皮18g，白芷10g，紫苏12g，茯苓20g，厚朴10g，桔梗10g，甘草6g，生姜10g，大枣10g。颗粒剂或中药饮片水煎服，每日1剂。中成药可选用藿香正气丸（胶囊、滴丸、水）。

（4）其他特色疗法　①食疗方：大蒜适量，生吃；花椒，水煎服。②针灸：神阙（灸）、关元、天枢、足三里。

（5）调护　①治疗期间不要饮用不洁的河水、井水等；不要食用馊腐变质的食物。②不要在过于寒凉湿冷的地方坐卧过久，同时注意保暖。

2. 湿热泄泻

因湿热壅滞，损伤脾胃导致传化失常而引起的泄泻。

（1）临床表现　泄泻腹痛，泻下急迫，或泻而不爽，粪色黄褐，气味臭秽，肛门灼热，或身热口渴，小便短黄。舌苔黄腻，脉滑数或濡数。

（2）治则治法　清热利湿。

（3）推荐方药　葛根黄芩黄连汤加减：葛根15g，黄芩15g，黄连15g，金银花10g，马齿苋20g，生薏苡仁30g，厚朴10g，茯苓20g，泽泻15g，车前子30g（包煎），甘草10g。颗粒剂或中药饮片水煎服，每日1剂。中成药可选用香连片（丸）、葛根芩连丸（片、胶囊、颗粒、口服液）。

（4）其他特色疗法　①食疗方：鲜马齿苋煎服，凉拌；薏苡仁30g，绿豆30g，赤小豆30g，煮水当茶饮。②针灸：耳针可取大肠、小肠、腹、胃、脾、神门，也可选用王不留行籽耳穴贴压。

（5）调护　治疗期间流质或半流质饮食，清淡饮食，不要食用生冷油腻、辛辣刺激的食物。

二、临证备要

泄泻在采用上述中医疗法治疗的同时，应注意纠正泄泻所引起的水、电解质紊乱和酸碱平衡失调；对于感染性腹泻，需针对病原体进行治疗。

第十二章　皮肤疮疡类疾病

第一节　湿疮

地震灾害后常见急性湿疮和亚急性湿疮两种类型：急性湿疮起病较急，可泛发全身，呈多形性，如红斑、丘疹、水疱，严重者皮肤糜烂、渗液、痂皮、脱屑，边界不清，皮损有相互融合趋势，常数种形态同时存在。亚急性湿疮多由急性湿疮转化而来，皮损渗出减少，以丘疹、丘疱疹、结痂、鳞屑为主；有轻度糜烂面，颜色较暗红。

一、中医辨治

1.湿热蕴肤（多见于急性湿疮）

多因湿热浸淫肌肤，肌肤气血阻滞，经络阻塞，气血失和所致。

（1）临床表现　发病较急，皮损潮红、灼热，瘙痒无度，渗液流水。可伴身热，心烦口渴，大便干或黏滞，尿短赤。舌质红，苔白腻或黄腻，脉弦滑或数。

（2）治则治法　清热除湿止痒。

（3）推荐方药　龙胆泻肝汤加减：龙胆草6g，栀子10g，黄芩10g，赤芍10g，地肤子15g，白鲜皮15g，车前草15g，生甘草5g。中成药可选用龙胆泻肝丸、四妙丸、皮肤病血毒丸等口服。

2.脾虚湿蕴（多见于亚急性湿疮）

多因邪毒久羁，耗伤脾气，运化失司，湿邪流窜肌肤，气血阻滞，经络阻塞，肌肤气血失和所致。

（1）临床表现　多由急性湿疮转化而来，皮损潮红，瘙痒，搔后糜烂、渗出、结痂，鳞屑较多。可伴有纳少，神疲，腹胀，便溏。舌质淡，苔薄白或白腻，脉弦缓。

（2）治则治法　健脾除湿止痒。

（3）推荐方药　除湿胃苓汤加减：苍术 10g，厚朴 10g，陈皮 6g，泽泻 10g，茯苓 15g，薏苡仁 30g，白术 10g，滑石 20g（包煎），荆芥 10g，防风 10g。中成药可选用四妙丸合参苓白术散（丸、片、胶囊）口服。

3. 外治疗法

（1）急性湿疮　红斑、丘疹、水疱无渗出者，外扑六一散（滑石粉 60g，甘草粉 10g）等，中成药外用可选用炉甘石洗剂、冰黄肤乐软膏、青鹏膏剂（软膏）等外涂，每日 2～3 次。

糜烂渗出或红肿明显者，用连翘、黄芩、甘草各 15g，冰片 2g（渗出明显，可增加枯矾 6g），加水煮沸后继续煎煮 20 分钟，放凉后外洗或冷湿（冷湿敷），每日 2 次，每次 30 分钟。中成药可选用复方黄柏液涂剂等 1：20 稀释后冷湿（冷湿敷）。

（2）亚急性湿疮　鳞屑、结痂较多者，给予 50% 氧化锌油（氧化锌 50g、植物油 100mL 搅拌）外涂，每日 2～3 次，以清热解毒，软化痂皮。中成药外用可选用硼酸氧化锌软膏、除湿止痒软膏等外涂，每日 2～3 次。

4. 调护

（1）避免搔抓，忌用热水烫洗和用肥皂等刺激物洗涤。

（2）忌烟酒、辛辣、海鲜、鹅、牛羊肉等发物，亦应忌食香菜、韭菜、芹菜、姜、葱、蒜等辛香之品。

（3）注意个人卫生，保持环境及皮肤的干燥。

二、临证备要

湿疮的诊断较为宽泛，具有剧烈瘙痒、渗出倾向（糜烂、渗液明显）、对称分布特点的皮肤病，常被诊断为湿疮，而湿疮的发病因素较为复杂，或病因具有不明确性，因此，湿疮在采取上述中医疗法治疗的同时，应注意以下事项。

1. 湿疮的鉴别诊断中，凡无明显瘙痒、渗出、皮疹分布不对称的皮肤病，均应该进一步检查，以期明确诊断，排除如接触性皮炎、疥疮、手足癣等。

2. 西医外用药物，如糖皮质激素膏剂，在非渗出性皮损中外用能够获得较快疗效，如丙酸氯倍他索乳膏、卤米松乳膏、地奈德乳膏等。可根据患病部位，采用不同效价的外用药物。

3. 湿疮治疗中，配合西药可明显提高疗效，内服治疗包括口服抗组胺药物，如氯雷他定、西替利嗪等较为常用；严重者，可短期静脉或口服给予糖皮质激素、钙剂、维生素C等；有继发感染者，给予抗生素内服（如头孢、红霉素）或外用（如夫西地酸乳膏、莫匹罗星软膏）。

第二节　黄水疮

黄水疮，西医学称脓疱疮，是夏秋季常见的化脓性、传染性皮肤病，因脓疱破溃后滋流黄水而名。本病好发于夏秋季节，儿童患者中流行性、传染性最强，主要发生于暴露部位，如颜面、口周、鼻旁、四肢等部位，重者可延至全身。

一、中医辨治

1. 暑湿热蕴

多因夏秋季节暑湿热毒之邪袭于肌表，以致气机不畅，疏泄障碍，熏蒸皮肤而成。

（1）临床表现　发病较急，皮损多而脓疱密集，色黄，四周有红晕，破后糜烂面鲜红，伴附近臖核肿大；口渴，大便干或黏滞，尿短赤，或伴有发热；舌质红，苔白腻或黄腻，脉濡数或滑数。

（2）治则治法　清暑利湿解毒。

（3）推荐方药　清暑汤加减：连翘10g，天花粉15g，赤芍10g，滑石20g（包煎），车前子20g（包煎），金银花10g，泽泻15g，淡竹叶6g，藿香6g，甘草6g；小儿量酌减。中成药可选用黄连上清丸（片）、皮肤病血毒丸口服，热毒宁注射液静滴。

2. 脾虚湿蕴

多因邪毒久羁，耗伤脾气，运化失司，湿邪流窜肌肤，气机阻滞肌肤所致。

（1）临床表现　发病较缓，皮疹少而脓疱稀疏，色淡黄或淡白，四周红晕不显，破后糜烂面淡红；可伴纳差，面白无华，腹胀，大便溏薄；舌淡，苔薄微腻，脉濡细。

（2）治则治法　健脾渗湿解毒。

（3）推荐方药　参苓白术散加减：白术10g，砂仁3g（后下），苍术10g，茯苓20g，泽泻20g，鸡内金10g，金银花15g，连翘15g，黄芩10g，葛根15g，冬瓜仁15g，藿香9g，滑石20g（包煎），甘草6g；小儿量酌减。中成药可选用参苓白术散（丸、片、胶囊）口服。

3.外治疗法

（1）脓液多者，用蒲公英、马齿苋、野菊花、黄柏各20g，加水煮沸后继续煎煮20分钟，放凉后外洗或冷渍（冷湿敷），每日2次，每次30分钟。中成药可选用复方黄柏液涂剂1:20，稀释后冷渍（冷湿敷）。

（2）脓液少、疱液未破者，用三黄洗剂（苦参、大黄、黄芩、黄柏等份打细粉，取药粉15g，加入100mL蒸馏水及1mL医用石炭酸），摇匀外搽，每天3～4次。

（3）局部糜烂、痂皮较多者，可给予10%青黛油（青黛10g、植物油100mL搅拌）外涂，每日2～3次，以解毒、软化痂皮。

4.调护

（1）发现患者立即进行隔离，避免疾病传播，应对患者接触过的衣物、环境进行消毒处理。

（2）避免搔抓，忌用水洗脓疱处，夏秋季节每天洗澡1～2次，保持皮肤清洁干燥，预防疾病发生。

（3）忌烟酒、辛辣、油腻、煎、炒、烹、炙、咸、酸、浓味等助火生热之品。

二、临证备要

黄水疮可局部治疗，以增强疗效，疱液破溃处可选择苯扎氯铵喷剂、阿米卡星洗剂外喷糜烂处，或莫匹罗星软膏、夫西地酸乳膏、复方多粘菌素B软膏等外涂，每日2～3次。疱液较大，可采用疱液抽吸术后，外用抗生素类药物。

第三节　土风疮

土风疮，西医学称虫咬皮炎、丘疹性荨麻疹，是由蚊虫等节肢动物叮咬后引起的局部皮肤过敏和炎症反应的皮肤疾病。地震灾害后较多的区域蚊虫等节肢动物容易繁殖、滋生，人群容易受到叮咬，产生炎症反应。本病好发于暴露部位，如四肢、躯干等部位，主要表现为鲜红色风团样的丘疹、丘疱疹，甚则出现水疱、大疱，瘙痒剧烈；严重者可能出现局部疼痛、恶心、呕吐或者关节不适等全身症状。

一、中医辨治

本病一般不需要口服中药，外用治疗即可。如局部症状较重，中医多辨证为虫毒蕴肤，可酌情给予清热除湿、祛风解毒中成药，如防风通圣丸（颗粒）、金蝉止痒胶囊等口服。

1. 外治疗法

（1）以红斑、丘疹为主要表现的患者，可给予丹皮酚软膏、冰黄肤乐软膏等外涂，每日 2～3 次。

（2）疱液较小、未破者，用三黄薄荷洗剂（苦参、大黄、黄芩、黄柏等份打细粉，取药粉 15g，加入 100mL 蒸馏水及 1mL 医用石炭酸），加入薄荷脑 1g，摇匀外涂，每天 3～4 次，或选用中成药舒肤止痒酊等外涂。

（3）水疱较大、抓破渗出明显者，可用蒲公英、野菊花、地肤子各 20g，薄荷 10g（后下），加水煮沸后，继续煎煮 20 分钟，放凉后冷渍（冷湿敷），每日 2 次，每次 30 分钟。而后给予 10% 青黛油（青黛 10g、植物油 100mL 搅拌）外涂，每日 2～3 次，以收湿敛疮。

（4）可佩戴中药香囊以驱蚊辟邪（河南省中医院验方）：药用细辛 2g，石菖蒲 6g，藿香 12g，佩兰 6g，白芷 6g，薄荷 6g，冰片 2g，打粗粉，装入无纺布袋密封后，放入传统香囊袋中，随身佩戴。

2. 调护

（1）注意被褥、衣物、住房环境清洁卫生，防止蚊虫叮咬，家中有宠物者要经常给其洗澡清洁。

（2）忌烟酒、辛辣、海鲜、鹅、牛羊肉等发物，亦应忌食香菜、韭菜、芹菜、姜、葱、蒜等辛香之品。

（3）避免搔抓染毒。

二、临证备要

对于土风疮的治疗，西药外用治疗可提高疗效，在以丘疹、丘疱疹为主的皮损中，外用强效价糖皮质激素，可获得较快疗效，如丙酸氯倍他索乳膏、卤米松乳膏等。如瘙痒剧烈，可配合口服抗组胺药物，如氯雷他定、西替利嗪等，如难以忍受瘙痒者，也可短期给予小剂量泼尼松片口服（15～30mg/天），连续3～5天。

第十三章　眼科类疾病

眼科类疾病是指突发眼部不适为主要症状的一类疾病。地震灾害后，机体正气亏虚，秽浊邪气旺盛，若眼内组织被秽浊邪气侵袭后，极易引起眼部疾患，且多具有传染性。临床中以天行赤眼和辐射伤目为多见。

第一节　天行赤眼（急性流行性出血性结膜炎）

急性流行性出血性结膜炎，中医称"天行赤眼"，是指外感疫疠之气，白睛暴发红赤、点片状溢血，常累及双眼，能迅速传染并引起广泛流行的眼病。本病传染性极强，潜伏期短，多于24小时内双眼同时或先后而发，起病急剧，刺激症状重，常呈暴发流行，但预后良好。

一、中医辨治

1. 疫气犯目

（1）临床表现　患眼碜涩灼热，羞明流泪，眼眵稀薄，胞睑微红，白睛红赤、点片状溢血；发热头痛，鼻塞，流清涕，耳前、颌下可扪及肿核；舌质红，苔薄黄，脉浮数。

（2）治则治法　疏风清热，退翳明目。

（3）推荐方药　石决明散：羌活、荆芥、赤芍、青葙子、麦冬、大黄、木贼、栀子各10～15g。中成药可选用银翘解毒液、抗病毒胶囊（颗粒、口服液）。

2. 热毒炽盛

（1）临床表现　患眼灼热疼痛，热泪如汤，胞睑红肿，白睛红赤壅肿，弥漫溢血，黑睛星翳；口渴心烦，便秘溲赤；舌红，苔黄，脉数。

（2）治则治法　清热解毒，疏风散邪。

（3）推荐方药　普济消毒饮：黄芩、黄连、牛蒡子、甘草、桔梗、板蓝根、马勃、连翘、玄参、升麻、柴胡、陈皮、僵蚕、薄荷各10～15g。中成药可选用清热解毒口服液。

（4）其他特色疗法　①洗眼法：选用大青叶、金银花、蒲公英、菊花等清热解毒之品，煎汤洗患眼，每日 2 ～ 3 次。②针刺：以泻法为主，可取三阴交、光明、合谷透劳宫、神庭、百会等，每日针 1 次。③放血疗法：点刺眉弓、眉尖、太阳穴、耳尖，放血 2 ～ 3 滴，以泄热消肿，每日 1 次。④耳针：选眼、肝、目、肺穴，留针 20 ～ 30 分钟，可间歇捻转，每日 1 次。

二、临证备要

本病多表现为眼睑、结膜高度充血水肿，球结膜下点片状出血，严重者可侵及角膜，常伴耳前淋巴结肿大，发热及上呼吸道感染症状，极个别患者出现下肢运动麻痹。结膜炎病程 10 ～ 14 天。除上述中医疗法治疗的同时，应注意以下事项。

1. 注意个人卫生，不用脏手、脏毛巾揉擦眼睛。

2. 急性期的患者所用手帕、毛巾、脸盆及其他生活用品应注意消毒，防止传染。如一眼患病，另一眼更须防护，以防患眼分泌物及滴眼液流入健眼。

3. 禁止包扎患眼。

4. 可予药水点眼治疗，如氧氟沙星滴眼液（妥布霉素滴眼液）每小时 1 次，更昔洛韦滴眼液（阿昔洛韦滴眼液）每小时 1 次，加替沙星眼膏（氧氟沙星眼膏）每晚 1 次。

第二节　辐射伤目（电光性眼炎、视网膜光损伤）

中医学"辐射伤目"，指电磁波中各种辐射线直接照射眼部造成的眼损害，可为眼浅层受损，即西医电光性眼炎，多表现为沙涩不适、畏光流泪、灼热刺痛等；或为视网膜受损，即为视网膜光损伤，多表现为猝然暴露于强日光后直接导致视力骤然下降，且病情迁延缠绵难愈。二者可单独发生，亦可相伴发生，多为双眼一致性病变。

一、中医辨治

1. 风热犯目

（1）临床表现　伤眼灼热刺痛，畏光流泪。查见胞睑红赤肿胀，白睛红赤或混赤，黑睛浅层星翳。舌红，苔薄白，脉数。

（2）治则治法　疏风清热退翳。

（3）推荐方药　新制柴连汤加减：柴胡、黄芩、黄连、赤芍、蔓荆子、栀子、龙胆、木通、荆芥、防风、甘草、密蒙花、木贼、白芷各 10～15g。中成药可选用防风通圣丸。

2. 阴虚邪留

（1）临床表现　视力骤然下降，视直为曲，初发可见到黄斑中心凹有一黄白色小点，随之变为有色素晕的红色斑点，到 2 周左右可见黄斑区原来的小白点处视网膜变薄，甚至出现板层裂孔，可伴有色素上皮的改变。

（2）治则治法　补气养血，养阴明目。

（3）推荐方药　内障症主方：黄芪、当归、川芎、茺蔚子、香附、桃仁、三七粉、丹参、牡丹皮各 10～15g。中成药可选用血府逐瘀丸（胶囊）合生脉饮。

（4）其他特色疗法　①药物熨敷：将内服方之药渣用布包，在温度适宜时即可进行眼部药物熨敷，以益眼部经气，活血通络。②针刺治疗：风热犯目者，针用泻法，选合谷、曲池、承泣、攒竹、风池；阴虚留恋者，针用补泻兼施之法，选眼周穴位取睛明、球后、瞳子髎、承泣、攒竹、太阳等；远端穴位取风池、合谷、内关、足光明等，均每日 1 次，留针 30 分钟，10 日为1 个疗程。

二、临证备要

本病多表现为眼红、眼痛、畏光、流泪等刺激症状，或视力骤然下降，视物变形等内伤症状。起病急，发病快，病情缠绵，迁延难愈。除上述中医疗法治疗的同时，应注意以下事项。

1. 由于长时间埋压在瓦砾中的患者长久处于黑暗的环境中，或合并第 3 颅神经的损伤，所以瞳孔处于散大的状态。在伤员获救后，应及时采取避光措施，同时遮盖双眼，也有助于稳定伤员的情绪。

2. 症状以眼前节为主者，可滴用少量 0.5% 丁卡因滴眼液止痛，同时配合局部冷敷止痛，予抗生素类滴眼液或眼膏以防感染。

3. 症状以眼后节为主者，可予辅酶 Q_{10} 肌内注射，复方樟柳碱注射液穴位注射等对症治疗。

4.调畅情志，保持乐观心态。

5.避免辛辣炙煿之品，戒烟酒，饮食宜清淡，逐渐补充能量及体力。

6.可戴有色防护眼镜，避免光线刺激。

第十四章　小儿类疾病

第一节　小儿感冒

地震灾害后，由于天气及环境变化等因素影响，小儿感冒常见。类型主要为风寒感冒和风热感冒，中医辨治可参考本书"普通感冒"一节。小儿多存在服用中药汤剂困难，中成药和外治法推荐如下。

1. 风寒感冒

中成药可选用午时茶颗粒、风寒感冒颗粒、荆防颗粒（合剂）、感冒清热颗粒（片、胶囊）等。外治特色疗法：①中药熏洗。羌活 30g，独活 30g，防风 30g，紫苏叶 30g，白芷 30g，葱白 30g，淡豆豉 30g，桂枝 20g，细辛 15g。煎水 3000mL，候温沐浴或熏洗，每日 1～2 次。②灸法。取大椎、风门、肺俞。用艾炷 1～2 壮，依次灸治，每穴 5～10 分钟，以表面皮肤潮热为宜，每日 1～2 次。③拔罐疗法。在大椎、肺俞穴拔罐，每日 1 次（注：留罐时间不宜太长，防治皮肤烫伤）。

2. 风热感冒

中成药可选用小儿豉翘清热颗粒、小儿柴桂退热颗粒（口服液）、儿感退热宁颗粒（口服液）、风热感冒颗粒等。外治特色疗法：①中药熏洗。金银花 30g，连翘 30g，柴胡 30g，桑叶 30g，大青叶 30g，蝉蜕 30g，栀子 30g，薄荷 20g，鸡苏散 50g，石膏 50g，板蓝根 50g。煎水 3000mL，候温沐浴，每日 1～2 次。②中药直肠滴入：柴胡、大黄、薄荷、荆芥、防风、金银花、连翘、石膏、黄柏、黄芩等药物，按小儿口服量，加水浓煎至所需量（30～100mL/次），做保留灌肠，保留 20～30 分钟，每日 1～2 次。③针法。取大椎、曲池、外关、合谷。头痛加太阳，咽喉痛加少商。用泻法，每日 1～2 次。

第二节　小儿肺炎喘嗽

肺炎喘嗽临床以发热、咳嗽、痰壅、气促为主要特征，严重时可出现张口抬肩、呼吸困难、口唇颜面青紫等。任何年龄均可患病，年龄越小，发病率越高，是灾后小儿应重点防治的疾病之一。若能早期及时治疗，则预后良好；年龄幼小，体质虚弱者常反复发作，迁延难愈；病情较重者容易合并心阳虚衰及邪陷心肝等严重变证，甚则危及生命。

一、中医辨治

1. 风寒闭肺

小儿肺常不足，易被风寒之邪侵袭，风寒之邪，犯于肺卫，壅阻肺络，肺气失宣，清肃失司而致。

（1）临床表现　恶寒发热，无汗不渴，鼻塞流清涕，咳嗽气促，痰稀色白，可见泡沫样痰，或闻及喉间痰鸣，咽不红，面色淡白，纳呆，小便清长，舌质淡红，苔薄白，脉浮紧或指纹淡红。

（2）治则治法　辛温宣肺，止咳平喘。

（3）推荐方药　三拗汤加减。常用药：麻黄、苦杏仁、荆芥、淡豆豉、前胡、紫苏叶、桔梗、防风、甘草。中成药可选：①小青龙颗粒，为含糖颗粒，每袋13g。6个月～3岁，每次使用4.3g，每日3次；3～6岁，每次使用6.5g，每日3次；6～12岁，每次使用13g，每日3次；12岁以上，每次使用13g，每日3次。②通宣理肺口服液，每支10mL。6个月～3岁，每次使用5mL，每日3次；3～6岁，每次使用10mL，每日2次；6～12岁，每次使用10mL，每日3次；12岁以上，每次使用15～20mL，每日3次。③三拗片，每片0.5g。6个月～3岁，每次使用0.5g，每日2次；3～6岁，每次使用0.5g，每日3次；6岁以上，用0.5g，每日2次。

（4）其他特色疗法　①穴位贴敷：止咳贴（药物组成：肉桂3g，延胡索2g，白芥子1g，生麻黄1g，半夏3g，细辛1g，甘草3g，百部4g），研末，姜汁调，敷贴于肺俞穴，每次6～8小时，连用3天。②推拿疗法：运八卦，清肺经，清天河水，揉二扇门，清胃经，按风池，揉二扇门，30分钟。③单验方：麻黄、杏仁、甘草、葱白各 15g，紫苏子、陈皮各 10g，水煎服。④药膳疗法：生姜糯米粥，生姜 5g，葱白 2 根，糯米适量，生姜捣烂，葱白切碎，糯米煮粥，加入适量米醋，趁热服之。

（5）调护　禁食生冷瓜果，正确添加辅食，杜绝暴饮暴食，合理喂养；保持居室空气新鲜、流通，温度、湿度适宜。

2. 风热闭肺

因风热犯肺，肺失清宣，或由风寒犯肺转化而来所致。

（1）临床表现　发热重，恶寒轻，咳嗽，气喘，痰稠色黄，呼吸急促，咽红，舌质红，苔薄白或薄黄，脉浮数或指纹青紫。

（2）治则治法　辛凉开肺，清热化痰。

（3）推荐方药　银翘散合麻杏石甘汤加减。常用药：麻黄、苦杏仁、生石膏、金银花、荆芥、淡竹叶。中成药可选：①金振口服液，每支 10mL。6 个月～1 岁，每次使用 5mL，每日 3 次；2～3 岁，每次使用 10mL，每日 2 次；4～7 岁，每次使用 10mL，每日 3 次；8～14 岁，每次使用 15mL，每日 3 次。②小儿咳喘灵颗粒（口服液、合剂），颗粒剂，每袋 2g；口服液，每支 10mL。6 个月～2 岁，每次使用 1g 或 5mL；3～4 岁，每次使用 1.5g 或 7.5mL；5～7 岁，每次使用 2g 或 10mL，每日 3～4 次。③清宣止咳颗粒：每袋 10g。1～3 岁，每次使用 1/2 包；4～6 岁，每次使用 3/4 包；7～14 岁，每次使用 1 包，每日 3 次。

（4）其他特色疗法　①穴位贴敷：小儿清热宣肺贴膏（栀子、杏仁、红花、桃仁等研末）贴双肺俞或天突、膻中穴，每次 8 小时，连用 3 天。②推拿疗法：逆运八卦 5 分钟，退六腑 10 分钟，平肝清肺 20 分钟。王不留行籽压定喘穴，每日 3 次，连用 3 天。③单验方：鱼腥草 30g，桔梗 15g，生石膏 60g，水煎服。④药膳疗法：白果、冬瓜子、杏仁、冰糖适量，煮水饮用。

（4）调护　饮食清淡为主，禁食高热量、高蛋白、辛辣之品，保证大便通畅。

3. 痰热闭肺

邪热炽盛，由表入里，熏蒸于肺，熏灼肺津，炼液为痰，阻于肺络，气滞则血行不畅。热、痰、郁、瘀互结，痰热壅盛，肺气郁闭。

（1）临床表现　壮热烦躁，喉间痰鸣，痰稠色黄，气促喘憋，鼻翼扇动，或口唇青紫，舌质红，苔黄腻，脉滑数或指纹青紫。

（2）治则治法　清热涤痰，宣肺定喘。

（3）推荐方药　五虎汤合葶苈大枣泻肺汤加减。常用药：麻黄、苦杏仁、生石膏、儿茶、桑白皮、葶苈子、前胡、黄芩、虎杖、甘草。中成药可选：①小儿清肺化痰口服液，每支 10mL。1 岁以内，每次 3mL，每日 3 次；1～5 岁，每次 10mL，每日 2 次；5 岁以上，每次 15～20mL，每日 2～3 次。②小儿肺热咳喘口服液，每支 10mL。1～3 岁，每次 10mL，每日 3 次；4～7 岁，每次 10mL，每日 4 次；8～12 岁，每次 20mL，每日 3 次。③儿童清肺口服液，每支 10mL。6 岁以下，每次 5mL，每日 3 次；6～12 岁，每次 10mL，每日 3 次；12 岁以上，每次 15～20mL，每日 3 次。

（4）其他特色疗法　①穴位贴敷：止咳贴（药物组成：麻黄、冰片、甘草，等量研末），姜汁调敷，贴于肺俞穴，每次 6～8 小时，连用 3 天。②推拿疗法：逆运八卦 5 分钟，退六腑 10 分钟，平肝清肺 20 分钟。③中药直肠滴入：柴胡、大黄、薄荷、荆芥、防风、金银花、连翘、石膏、黄柏、黄芩等药物，按小儿口服量，加水浓煎至所需量（30～100mL/ 次），保留灌肠，保留 20～30 分钟。④单验方：丝瓜藤 30g，水煎，每日 1 剂。

（5）调护　观察呼吸、体温及大便，保证大便通畅，防止内热壅盛，变生他证。

二、临证备要

1. 辨其阴阳：本病初期有寒热之分，辨证施治有辛温辛凉之别。风寒闭肺，极易演变风热闭肺或痰热闭肺。病情演变较快，处方当轻巧灵活，及时随证调整，分清痰重、热重，重在清热化痰。

2. 警惕病情传变：邪毒炽盛，正气虚弱，极易产生危急重症，如壮热不退、烦躁、神昏、抽搐，需及早给予清热解毒、清心开窍、平肝息风治疗。

3. 中西结合治疗：肺炎喘嗽是儿科肺系疾病中较重的病症，临床需重视轻重缓急，以及致病病原体有无并发症，重症患儿可采用中西医结合治疗。

第三节　小儿呕吐

呕吐是因胃失和降，气逆于上，胃中乳食上逆经口而出的一种病证。本证发病无年龄和季节限制，但临床以婴幼儿多见。

本节主要论述地震灾害后出现的小儿呕吐的中医辨治。结合小儿病理生理特点及地震灾害后环境变化，本节以八纲辨证为主，结合脏腑辨证，以"实证呕吐"为纲，进而细分出"寒邪犯胃""乳食积滞""胃热气逆"三个条目，形成"纲目条辨"辨治体系，分别论述其证候特征、治疗及调护方案。

一、中医辨治

1.寒邪犯胃

因小儿脏腑娇嫩，肌肤薄弱，调护失宜，寒邪客于胃肠，扰动气机，胃失和降，胃气上逆所致。

（1）临床表现　起病急，突发呕吐，吐物清冷，胃脘不适或疼痛，伴发热恶寒，鼻塞流涕，全身不适，舌淡红，苔白，脉浮紧，指纹红。

（2）治则治法　疏风散寒，化湿和中。

（3）推荐方药　藿香正气散加减。常用药：藿香、紫苏叶、白芷、生姜、半夏、陈皮、丁香、厚朴、茯苓、白术、大枣、甘草。中成药可选：①玉枢丹，每锭1.5g。＜3岁，每次使用0.3g；4～7岁，每次使用0.6g，每日2次。②藿香正气口服液，每支10mL。＜3岁，每次使用5mL；＞3岁，每次使用5～10mL，每日2次。③复方丁香开胃贴，每贴1.2g，每日1贴。

（4）其他特色疗法　①体针：取中脘、足三里、内关、上脘、大椎，用泻法，每日1次。②耳针：取胃、肝、交感、皮质下、神门。每次2～3穴，强刺激，留针15分钟，每日1次。③艾灸：取天枢、关元、气海。④隔姜灸：灸于上脘、中脘、下脘或阿是穴上，局部保温。⑤推拿疗法：补脾经，揉外劳宫，推三关，揉中脘，分阴阳，运内八卦。⑥拔罐疗法：取大椎、上脘、天柱、中脘、胃俞穴。⑦贴敷疗法：将乳香、没药、防风、威灵仙、白芷、当归、海桐皮、香附、陈皮、透骨草各18g，川红花、厚朴各12g，艾叶120g，上药研末，装入棉布做成的15cm×25cm的无纺布袋中，放入蒸笼内蒸 20 分钟，待稍凉后，敷于中脘部；大蒜 5 个，吴茱萸 10g（研末），外敷双侧涌泉，每日 1 次。⑧药膳疗法：姜枣饮，生姜 5 片，大枣 10 枚，煎水代茶饮；椒姜粥，胡椒 1g，干姜 10g，加入大米或小米 50g，煮粥服。

（5）调护　饮食清洁卫生，服用中药时要少量多次频服，药液宜热服，避免病邪与药物格拒，而加重呕吐。

2. 乳食积滞

因乳食不节，食滞不化，物盛满而上溢；或饮食不洁，致清浊混杂，胃失通降，胃气上逆所致。

（1）临床表现　呕吐酸臭乳块或不消化食物，不思乳食，口气臭秽，脘腹胀满，吐后觉舒，大便秘结或泻下酸臭，舌质红，苔厚腻，脉滑数有力，指纹紫滞。

（2）治则治法　消乳化食，和胃降逆。

（3）推荐方药　伤乳用消乳丸加减，伤食用保和丸加减。常用药：炒麦芽、焦六神曲、焦山楂、香附、砂仁、陈皮、姜半夏、炒谷芽、鸡内金、莱菔子、连翘等。中成药可选：①加味保和丸，每 100 丸 6g。＜6 岁，每次使用 3g，每日 3 次；＞6 岁，每次使用 6g，每日 2 次。②健胃消食口服液，每支 10mL。＜3 岁，每次使用 5mL；＞3 岁，每次使用 5～10mL，每日 2 次。③健儿消食口服液，每支 10mL。＜3 岁，每次使用 5～10mL；＞3 岁，每次使用 10～20mL，每日 2 次。

（4）其他特色疗法　①体针：取中脘、足三里、内关、上脘、大椎、合谷等，用泻法。每日 1 次。②耳针：耳穴取胃、大肠、神门、交感、脾。每次选 3～4 穴，用王不留行籽贴压，左右交替，每日按压 3～4 次。③推拿疗法：掐合谷，泻大肠，分阴阳，清补脾经，清胃，揉板门，清天河水，运内八卦，平肝，按揉足三里。④贴敷疗法：炒莱菔子 10g，神曲 10g，焦槟榔 10g，焦山楂 10g。方法：捣碎成粉末，用凡士林调成膏状，用药贴敷贴脐部，每日 1 次，每次 6～12 小时，每日 1 次。

（5）调护　呕吐轻者，可进少量流质或半流质食物，重者应暂禁食，必要时补液。哺乳时不宜过急，哺乳后，将小儿竖抱，轻拍背部，使吸入的空气排出，然后再让其平卧。患儿呕吐时，抱患儿取坐位，头向前倾，用手托扶前额，使呕吐物吐出畅通，避免呛入气管。

3. 胃热气逆

因乳食积滞化热，或感受暑热、湿热之邪，邪热蕴结，热积胃中，胃热气逆而致。

（1）临床表现　食入即吐，呕吐频繁，呕秽声洪，吐物酸臭，口渴多饮，面赤唇红，烦躁少寐，舌红苔黄，脉滑数，指纹紫滞。

（2）治则治法　清热泻火，和胃降逆。

（3）推荐方药　黄连温胆汤加减。常用药：黄连、黄芩、陈皮、枳实、竹茹、姜半夏、茯苓、甘草等。中成药可选：①胃肠安丸，每瓶 24 丸。< 1 岁，每次使用 1 丸，每日 2 ～ 3 次；1 ～ 3 岁，每次使用 1 ～ 2 丸，每日 3 次；3 岁以上酌加。②清热化滞颗粒，每袋 2.5g。1 ～ 3 岁，每次使用 2.5g；4 ～ 7 岁，每次使用 5g；> 8 岁，每次使用 7.5g，每日 3 次。

（4）其他特色疗法　①体针：取中脘、足三里、内关、上脘、大椎、合谷、曲池、大椎等穴，用泻法，每日 1 次。②揿针：中脘、足三里、内关、脾俞、胃俞，3 日 1 次。留针时间：1 ～ 5 岁，每次使用 10 ～ 12 小时；> 5 岁，每次使用 24 小时。③推拿疗法：清脾胃，清大肠，掐合谷，退六腑，运内八卦，清天河水，平肝，分阴阳。④贴敷疗法：鲜地龙数条，捣烂敷双涌泉，用布包扎，每日 1 次；鲜生姜，切成厚 0.1 ～ 0.3cm，直径 1cm 的姜片，以胶布固定于双侧太渊穴上，压于桡动脉处。5 分钟后让患者口服用药，可预防服药呕吐及晕车、晕船。

（5）调护　食物宜清淡而富有营养，忌辛辣、炙煿和有腥臊膻臭异味的食物，勿乱服滋补品。

二、临证备要

面对地震灾害后出现的小儿呕吐类疾病，在采用上述中医疗法治疗的同时，应注意以下事项。

1. 小儿呕吐时，应排除各种器质性疾病所引起的呕吐，如感染性疾病、急腹症、颅脑疾病、药物与食物中毒等，需结合病史、伴随症状、腹部体征、实验室检查等明确诊断。正确诊断和区别这些疾病引起的呕吐，才能采用治病求本的方法，分别给予恰当的处理。本病疗效与病因有关，若非器质性疾病所引起的呕吐，只要能及时治疗，预后一般良好。

2.呕吐是人体的一种保护性反应，不可一味见吐止吐。发现小儿呕吐后，应注意观察患儿的症状变化，如呕吐后整体症状减轻，自觉舒服，则说明疾病向愈，注意后续调护；若小儿呕吐后症状加重，或进一步复杂化，则需及时救治，如得不到及时正确的治疗，则会影响小儿营养物质的摄入，严重者则引起脱水和电解质紊乱，甚至危及生命。

第四节　小儿泄泻

灾后感受外邪或饮食所伤，加之小儿脾胃功能本不足，均可引起因脾胃功能失调，而致泻下为主症的疾病，临床以粪便次数增多，粪质稀薄或如水样为主要特征。一般多发生于2岁以下的婴幼儿，年龄愈小，发病率愈高。

一、中医辨治

1.伤食泻

（1）临床表现　脘腹胀满，肚腹作痛，痛则欲泻，泻后痛减，粪便酸臭，或如败卵，嗳气酸腐，或伴呕吐，不思乳食，夜卧不安，舌苔厚腻或微黄。

（2）治则治法　消食导滞，行气化湿。

（3）推荐方药　保和丸加减：山楂、神曲、陈皮、茯苓、半夏、莱菔子、连翘。中成药可选择健胃消食口服液、健脾散、启脾丸、保和丸（颗粒）。

（4）其他特色疗法　①中药穴位贴敷消食贴（山楂、鸡内金、苍术、砂仁），外敷神阙穴，治疗3天，每次6～8小时。②小儿捏脊推拿：清胃经、清大肠经、退六腑各200～300次，顺时针摩腹5分钟。③单验方鸡内金，磨粉口服。④食疗方：蒸青苹果泥，山药芡实粥，焦米汤。

（5）调护　禁食生冷瓜果，正确添加辅食，杜绝暴饮暴食，合理喂养。

2.风寒泻

（1）临床表现　大便清稀或加泡沫，色淡臭气不甚，肠鸣腹痛，腹部喜温喜按，常伴发热，恶寒，流涕，鼻塞，轻咳咽痒，唇舌色淡，舌苔薄白，脉浮紧。

（2）治则治法　疏风散寒，理气化湿。

（3）推荐方药　藿香正气散加减。药物组成：藿香、紫苏叶、白芷、桔梗、白术、厚朴、半夏、大腹皮、茯苓、陈皮、甘草、生姜、大枣。中成药选择藿香正气水。

（4）其他特色疗法　①丁桂儿脐贴、复方丁香开胃贴，自制干姜、艾叶、小茴香等研末，生姜汁调敷于神阙穴。②小儿捏脊推拿：补脾经、运内八卦，揉外劳宫各200～300次，摩腹（补）5分钟，补大肠100～200次。③单验方，中药盐包热敷（大青盐250g），加热至适当温度，用棉布包裹，外敷并揉按肚脐，20分钟左右，至皮肤微微发红。或艾叶适量，煮水泡脚，20分钟左右，微微汗出。④食疗方：乌梅7只，红糖20g，炒面粉30g，炒面粉至焦黄，调糊状煮沸食用。

（5）调护　多喝温水、温粥，小婴儿夜间要做好脐部护理，可用艾绒肚兜，保护脾胃免受风寒。口服补液盐，以预防脱水。

3 湿热泻

（1）临床表现　泻下急迫，水样或蛋花汤样，夹有黏液，色黄褐，臭秽，腹痛阵作，肛门灼热，伴发热，烦躁，口渴，呕吐，纳差，尿短赤，身倦，舌质红，苔黄厚，脉滑数。

（2）治则治法　清热解毒，化湿和中。

（3）推荐方药　葛根芩连汤加味。药物组成：葛根、黄芩、黄连、马齿苋、车前子、滑石、甘草。中成药可选清热除湿止泻颗粒、小儿泻速停颗粒、苍苓止泻口服液。

（4）其他特色疗法　①中药贴：葛根、黄芩、黄连、苍术等份研末，凡士林调敷于神阙穴，每次6～8小时，连用3天。②小儿捏脊推拿：清补脾经，清大肠，退六腑，各200～300次，（顺）摩腹5分钟，推下七节骨100～200次。③单验方：黄芩4个，白芍2g，乌梅2g，水煎服。④食疗方：山药20g，芡实50g，加水适量，煮粥食用。

（5）调护　调整饮食，注意减少脂质及难消化的食物，减轻胃肠道负担，保证足够液体，注意补充糖盐溶液，注意臀部及肛周护理，防止皮肤感染，大便后及时温水清洗，防止红臀，已发生者可外用紫草油或金黄膏。

4. 惊泻

小儿神气怯弱，肝常有余，脾常不足，灾后容易受惊吓，惊则气乱，肝气疏泄失常，导致肝胃不和。

（1）临床表现　夜卧不安，昼则惊惕，粪稠若胶，色青如苔，泻下青稠不化，有沫，水分较多，每天4～5次，甚至10余次。睡眠不安，多汗，易惊吓，舌苔薄白或薄腻。

（2）治则治法　镇肝理脾，扶土抑木。

（3）推荐方药　定惊散加减。药物组成：党参、白术、茯苓、钩藤、防风、炙甘草。中成药：小儿肠胃康颗粒。

（4）其他特色疗法　①中药贴：肉桂、丁香、吴茱萸、白胡椒、五倍子、钩藤、车前子、防风等份研末，姜汁调敷于神阙穴，每次6～8小时，连用3天。②小儿捏脊推拿：清补脾经，清大肠，清肝经，推六腑，各200～300次，（顺）摩腹5分钟，推下七节骨100～200次。

（5）调护　注意情绪疏导，安定神志，做好睡眠护理，保证充足的睡眠。

二、临证备要

考虑到小儿"脾常不足"的生理特点，泄泻常常伴随有脾虚的症状，故应当随证选用不同的化湿方法。中医多采用多种疗法，如推拿、贴敷、针灸、食疗等。小儿常饮食不洁，对于本病来说，预防食复是既病防变、瘥后防复的关键。在泄泻病程中，要适当控制饮食，以减轻脾胃的负担；注重饮食卫生，防止再进污染食物。

第五节　小儿惊悸

小儿智慧初开，神气怯懦，心脾不足，地震后因惊恐伤肾，心神不宁，心气紊乱，心肾不交，而致血气循行无序，表现出以惊惕为主症的疾病，临床以惊惕、惊吓、惊叫、心悸怔忡、夜啼、夜寐不安为主要特征。本病由骤遇惊恐、忧思恼怒、悲伤过极，或者过度紧张而诱发，大多预后良好，如治疗不及时，可影响小儿生长发育。

一、中医辨治

1. 心虚胆怯

本证多见于平素胆小易惊患儿，神气怯弱，骤遇惊恐，气机逆乱，心神不宁，惊惕悸动所致。

（1）临床表现　心悸，善惊易恐，遇惊则心悸怵惕，坐卧不安，少寐多梦，舌苔薄白，脉动数或弦，虚里搏动明显，或起落无序。

（2）治则治法　镇惊定志，养心安神。

（3）推荐方药　安神定志丸加减。常用药：龙齿、琥珀、磁石、茯神、石菖蒲、远志、人参、炙甘草、柏子仁、五味子、玉竹、天冬、酸枣仁。中成药可选：①养心定悸胶囊，每次 2～3 粒，每日 2 次。②柏子养心丸，一次 1～3g，每日 2 次。

（4）其他特色疗法　①穴位贴敷：防风、菊花、黄芪等份研末，用凡士林调敷于神阙穴，每次 6～8 小时，连用 3 天。②推拿疗法：运五经，推脾土，揉脾土，揉五指节，运内八卦，分阴阳，推上三关，揉涌泉，掐足三里，治疗 30 分钟。③单验方：龙眼肉 15g，酸枣仁 7.5g，山茱萸 7.5g，炒柏子仁 6g，生龙骨 6g，生牡蛎 6g，生乳香 1.5g，生没药 1.5g，水煎服，每日 1 剂，3 岁以下小儿酌减。④药膳疗法：桂枝 5g，炙甘草 3g，煎水代茶饮。

（5）调护　消除患儿顾虑，进行情绪调节，使其精神愉快轻松，病室或卧室保持安静。

2. 心脾两虚

小儿禀赋不足，灾后失养，脾失健运，气血生化乏源，心血失充，心失所养，故悸动不安，唇甲色淡，食少纳呆。

（1）临床表现　心悸怔忡，动则尤甚，夜眠不宁，心烦多梦，纳呆食少，面色无华，唇甲色淡，神倦乏力，或自汗气短，舌淡红，脉细弱，指纹淡，虚里搏动弱。

（2）治则治法　补血养心，益气定悸。

（3）推荐方药　归脾汤加减。常用药：黄芪、人参、白术、当归、炒白芍、熟地黄、龙眼肉、茯神、远志、酸枣仁、木香、炙甘草、大枣；气阴两虚加麦冬、玉竹、五味子；惊惕不安者，加龙齿、牡蛎。中成药可选：①人参养荣丸，每次 3g，每日 1～2 次。②归脾丸，每次 6g，每日 3 次，3 岁以下小儿酌减。

（4）其他特色疗法　①穴位贴敷：黄芪、白术、党参、当归、茯神、远志、酸枣仁等份研末，凡士林乳膏调糊敷于神阙穴，每次 6～8 小时，连用 3

天。②推拿疗法：补脾、平肝、揉小横纹、揉外劳宫、揉二人上马、揉阳池、捣小天心、运八卦，每次20～30分钟。③单验方：炙甘草6g，桂枝4.5g，生姜4.5g，麦冬4.5g，火麻仁4.5g，人参3g，阿胶3g，生地黄9g，大枣5枚，水煎服，3岁以下小儿酌减。④药膳疗法：柏子仁10g，稍捣烂，同粳米煮粥，加少许蜂蜜，稍煮一二沸即可使用。

（5）调护　饮食有节，避免进食油腻之品，适量补充优质蛋白与维生素；进行情绪疏导，保持精神愉快轻松。

二、临证备要

1.辨别小儿惊悸危候。小儿惊悸病情轻重不一，差别较大，严重者可危及生命，需要及时发现和处理危重症候。多数患儿病情较轻，危重者可出现头晕、胸闷胸痛、气急、大汗淋漓、面色苍白、手足发冷、发绀，甚至抽搐、昏迷，需要及时发现并积极处理，采取中西医结合治疗。

2.中医急救措施。首先，应遵循急则治其标、缓则治其本的治疗原则。小儿惊悸发作之时，应迅速给予紧急处理，运用丸、散、针灸、按摩、注射、外治等方法，及时有效控制抽搐，促进神志苏醒。可采取针灸法治疗小儿惊悸，一般取水沟、曲池、神门、合谷、十宣、大椎、太冲、涌泉，以及手部的十二井穴，即商阳、少商、中冲、关冲、少泽等。在操作时应使用重手法，即用泻法捻转，强刺激。视有惊悸发作可能者，可及早服用中药羚珠散（1岁以内，每次1/2支；1～3岁，每次1/2～1支；3岁以上，每次1支；每日3次，温开水调服）。对于昏迷状态、连续抽搐的患儿，可予安宫牛黄丸鼻饲。正在惊悸发作时，针刺难以控制者，应采用西药灌肠，或静脉注射及时止痉。

第三部分

地震灾后情志病中医药治疗

第十五章　地震灾害后常见情志疾病及中医辨证论治

地震是群灾之首，地震灾害是由自然因素导致的可以造成心理创伤的自然灾害。对亲历者来说，一瞬间失去亲朋好友，自己或受伤或残废，无家可归，一无所有，到处是残垣断壁，内心的伤痛是巨大的，短时间内又不能将失去的房屋、财产、工作及身体健康恢复到地震之前，导致在情绪上堆积了焦虑、悲伤、恐惧、痛苦、愤怒、消极、绝望等，从而导致灾难后精神障碍发病率的增高。精神障碍属中医情志病的范畴，本章主要论述地震灾害后常见情志病的中医辨治。

第一节　一般应激综合反应

一、临床表现

一般应激综合反应是人受到某种刺激时产生的一系列生理、情绪、认知和行为反应。

1. 生理方面

胃脘不适、腹泻、食欲不振、头痛、胁肋胀痛、乏力、失眠、噩梦、胸闷、肌肉紧张、气促、心悸等。

2. 情绪方面

紧张不安、忧虑担心、敏感警觉、悲伤无望、烦躁易怒、麻木等。

3. 认知方面

注意力难以集中、较以前不自信、犹豫不决、健忘、自我效能感降低、强迫性回忆等。

4. 行为方面

行为退化、社交退缩、逃避与疏离、不信任他人等。

面对灾害，短期内出现这些反应都是正常的。大部分人可以适应上述反应，不会带来生活上永久或极端的影响，有社会和亲友的支持，能随着时间的推移恢复如常。但对于一部分人来说，可能因为个性特点、社会支持、个人健康状况、所处环境等不利因素，持续进展为精神疾病的风险大大增加。

二、中医辨证论治

具有风险因素的这部分人，属于中医学"治未病"的范畴，在不适感较轻、表现较少、出现时间较短的阶段，如果能及时关注并干预，可以阻断其进一步发展为情志病。在配合非药物治疗的同时，可辨证选用简便易服的中成药，以促进恢复。

1.肝郁证

出现胸闷、胁肋胀痛、悲伤无望等属肝郁气滞证的，可选用舒肝解郁胶囊；伴有急躁易怒、目赤耳鸣等，属肝郁化热证的，可选用加味逍遥丸；伴有不寐多梦、口干而苦等，属肝郁阴虚证的，可选用百乐眠胶囊。

2.心脾两虚证

心脾两虚证以回避退缩、敏感多疑、紧张不安、失眠、心悸、食欲不振等为主要表现，可选用九味镇心颗粒。

3.心肝血虚证

心肝血虚证以失眠多梦、烦躁易惊、疲倦食少为主要表现，可选用心神宁片、枣仁安神颗粒。

4.心肾不交证

心肾不交证以失眠健忘、神疲乏力、心悸心烦、头晕耳鸣等为主要表现，可选用乌灵胶囊、精乌胶囊。

第二节　急性应激反应和创伤后应激障碍

一、临床表现

1.急性应激反应

急性应激反应是既往精神稳定的个体在经历超常的躯体和（或）精神应激后出现的短暂障碍，在创伤后4周内逐渐消退。典型的、普遍的表现如下：

①生理方面。由于惊恐性焦虑而引起的自主神经症状，如心动过速、出汗、面色潮红等。②情绪方面。紧张、易激惹。③认知方面。出现"茫然"状态，表现为意识范围局限、注意狭窄、对外在的刺激难以反应、出现定向错误等。④行为方面。与周围交往中出现进一步的退缩性，有的甚至可以达到分离性木僵的程度；或者出现激越性活动过多，如逃跑反应。

2. 创伤后应激障碍

创伤后应激障碍是指个体在经历灾难性创伤性事件后，所出现的各种身心综合反应。分为三个类型：急性型（病程小于 3 个月）、慢性型（病程 3 个月以上）、迟发性（创伤性事件 6 个月之后才发病）。主要包括十分痛苦且持续存在或反复出现的三组症候群：①反复重现闯入性创伤性体验。直接来源于诱发性事件的强迫性闯入图像，如噩梦、闪回，当事人很难通过主观自愿控制。②持续性的过度警觉。难以入睡或易惊醒，注意力集中困难，激惹性增高，过分地心惊肉跳，坐立不安，遇到与创伤性事件多少有些相似的场合或事件时，会产生明显的生理反应，如心跳加快、出汗、面色苍白等。③持续回避。极力不去想有关创伤性体验的事，避免参加或去能引起痛苦回忆的活动或场所，对周围环境的普通刺激反应迟钝。情感麻木，与人疏远，不亲切，对亲人情感变淡，社会性退缩，兴趣爱好变窄，对未来缺乏思考和计划，对创伤性经历中的重要情节遗忘等。

二、中医辨证论治

1. 心胆气虚证

（1）临床表现　心悸胆怯，善惊易恐，多疑善虑，精神恍惚，情绪不宁，坐卧不安，少寐多梦。舌质淡，苔薄白，脉动数或虚弦。

（2）治则治法　益气养心，镇惊安神。

（3）推荐方药　安神定志丸加减。茯苓 15g，茯神 30g，远志 10g，党参 10g，沙参 15g，石菖蒲 10g，龙齿 30g，灵磁石 30g，琥珀 6g，炙甘草 10g，炙黄芪 10g。心肝阴虚加麦冬、五味子敛阴生津；心肝火旺加黄连、龙胆草清肝泻火，清心除烦。中成药可选用心神宁片、九味镇心颗粒。

2. 心脾两虚证

（1）临床表现　心悸，善惊多恐，失眠多梦，头晕，面色不华，倦怠乏力，食欲不振，便溏。舌质淡，苔薄白，脉细弱。

（2）治则治法　益气养血，健脾宁心。

（3）推荐方药　归脾汤加减。党参10g，炒白术10g，炙黄芪10g，当归10g，炙甘草10g，茯神30g，远志10g，酸枣仁30g，木香10g，大枣10g，生姜10g。若血虚较甚，加熟地黄、芍药、阿胶；失眠较重，加五味子、夜交藤、合欢皮；纳呆，苔腻，加半夏、厚朴、陈皮等。中成药可选用心神宁片、柏子养心丸。

3. 阴虚内热证

（1）临床表现　多疑惊悸，少寐多梦，欲食不能食，欲卧不能卧，欲行不能行，口苦尿赤。舌质红，苔微黄少津，脉细数。

（2）治则治法　滋阴凉血，清热安神。

（3）推荐方药　百合地黄汤合知柏地黄汤加减。百合10g，生地黄10g，知母10g，山药10g，茯苓15g，炒酸枣仁30g，炙甘草10g，牡丹皮10g，赤芍10g，黄柏10g。盗汗加五味子、煅牡蛎；闻声易惊者，加朱砂冲服。中成药可选用百乐眠胶囊。

4. 痰热扰心证

（1）临床表现　心烦意乱，坐卧不宁，夜寐多惊，性急多言，头昏头痛，口干口苦。舌质红，苔黄腻，脉滑数。

（2）治则治法　清热涤痰，宁心安神。

（3）推荐方药　黄连温胆汤加减。黄连6g，法半夏10g，陈皮10g，茯苓15g，炙甘草10g，胆南星10g，枳实10g，竹茹10g，酸枣仁30g，远志10g，天竺黄15g，栀子6g，龙胆草10g，大枣10g。大便干燥加生大黄，小便短赤可加白茅根。

5. 瘀血内阻证

（1）临床表现　心悸怔忡，夜寐不安；或夜不能寐，多疑烦躁，胸闷不舒，时或头痛心痛如刺；或眼圈暗黑，舌质暗红，边有瘀斑；或见舌面瘀点，口唇紫暗，脉涩或弦紧。

（2）治则治法　活血化瘀，通络安神。

（3）推荐方药　血府逐瘀汤加减。桃仁10g，红花10g，当归10g，川芎10g，生地黄10g，赤芍10g，牛膝15g，柴胡10g，枳壳10g，桔梗10g，丹参 15g，生龙齿 30g，琥珀粉 10g，甘草 10g。中成药选用血府逐瘀口服液。

第三节　抑郁状态

一、临床表现

抑郁状态可能合并创伤后应激障碍，也可能是居丧反应的延续，或这是灾难所诱发的抑郁发作。主要表现为持续两周以上大部分时间，每天大部分时间出现以下症状。

1. 主要症状

情绪低落（抑郁心境），沮丧；缺少兴趣和（或）愉悦感，即使在平时很愉快的事情上；淡漠，精力减退，容易疲乏。严重者可出现幻觉、妄想等精神病性症状。

2. 次要症状

注意力集中困难，注意范围变窄，联想困难或自觉思考能力下降；自尊和自信降低；自责或内疚感，无价值感；对未来感到悲观消极；人际能力下降或缺乏交流；行为迟缓，活力减退或丧失；自杀想法或行为；躯体不适，如头痛、胸闷、早醒、失眠或睡眠过多、食欲降低或增加、体重明显变化、性欲减退等。

重者社会功能受损，给本人造成痛苦或不良后果。

二、中医辨证论治

1. 肝气郁结证

（1）临床表现　精神抑郁，情绪不宁，胸部满闷，胸胁胀痛，痛无定处，脘闷嗳气，不思饮食，大便不调。舌质淡红，舌苔薄腻，脉弦。

（2）治则治法　疏肝解郁，理气畅中。

（3）推荐方药　柴胡疏肝汤加减。陈皮 10g，柴胡 6g，川芎 6g，香附 10g，枳壳 10g，白芍 15g，炙甘草 10g。肝郁甚者，加郁金 10g，青皮 10g；如嗳气呃逆，加代赭石 10g，佛手 10g。中成药选用舒肝解郁胶囊、逍遥颗粒。

2. 气郁化火证

（1）临床表现　性情急躁易怒，胸胁胀痛，口干而苦，头痛，目赤，耳鸣，或嘈杂吞酸，大便秘结。舌质红，苔黄，脉弦数。

（2）治则治法　养血健脾，疏肝清热。

（3）推荐方药　丹栀逍遥散加减。牡丹皮10g，栀子6g，柴胡6g，当归10g，白芍15g，炒白术10g，茯苓10g，炙甘草10g。肝郁火盛，酌加龙胆草10g；心火亢盛，可加莲子心3g，灯心草3g；睡眠不安，可加用茯神30g。中成药选用加味逍遥丸。

3. 血行郁滞证

（1）临床表现　精神抑郁，胁肋刺痛，性情急躁，头痛失眠，健忘；或身体某部有发冷或发热感。舌质紫暗，或有瘀点，瘀斑，苔薄，脉弦或涩。

（2）治则治法　活血化瘀，理气解郁。

（3）推荐方药　血府逐瘀汤加减。当归10g，生地黄10g，桃仁10g，红花10g，枳壳10g，赤芍15g，柴胡10g，甘草10g，桔梗10g，川芎10g，怀牛膝15g。气郁酌加炙香附10g，佛手10g，以助行气化瘀；伴发潮热，加地骨皮15g。中成药可用血府逐瘀口服液等。

4. 痰气郁结证

（1）临床表现　精神抑郁，咽中异物感，胸中闷塞，胁肋胀痛，咽中如有异物梗阻，咯之不出，咽之不下。舌质淡红，苔白腻，脉弦滑。

（2）治则治法　行气开郁，化痰散结。

（3）推荐方药　半夏厚朴汤加减。半夏10g，厚朴10g，茯苓15g，紫苏梗10g，生姜10g。痰多加陈皮10g；伴见痰瘀化热，加黄芩10g，川贝母10g。

5. 心脾两虚证

（1）临床表现　思善疑，纳差，神疲，头晕健忘，心悸失眠，夜寐多梦，面色少华，少气懒言。舌质淡，苔薄白，脉细弱。

（2）治则治法　健脾养心，益气补血。

（3）推荐方药　归脾汤加减。党参10g，生黄芪10g，炒白术15g，茯神30g，炒酸枣仁30g，龙眼肉6g，木香10g，炙甘草10g，当归10g，远志10g，生姜10g，大枣10g。心神不宁者，加郁金10g，合欢花15g；失眠多梦，加夜交藤 15g。中成药可选用心神宁片、柏子养心丸。

6. 阴虚火旺证

（1）临床表现　情绪不宁，心悸少寐，心烦易怒，眩晕，遗精腰酸，妇女月经不调。舌红少苔，脉弦细而数。

（2）治则治法　滋阴清热，镇心安神。

（3）推荐方药　滋水清肝饮加减。生地黄 10g，山茱萸 10g，茯苓 15g，当归 10g，山药 10g，牡丹皮 10g，泽泻 10g，白芍 15g，柴胡 10g，栀子 6g，炒酸枣仁 30g。神志不安者，酌加珍珠母 30g，磁石 30g；腰酸遗精乏力者，加龟甲 15g，知母 10g。中成药可选用加味逍遥丸。

第四节　焦虑状态

一、临床表现

1. 精神性焦虑

精神性焦虑多表现为经常或持续，与现实处境不相称，无明显对象或固定内容的焦虑、紧张。

2. 运动性紧张

运动性紧张可表现为运动不安和肌肉紧张。运动不安症状主要有无目的的小动作增加、坐卧不安、来回踱步、不能静坐、身体发抖等。肌肉紧张主要表现为表情紧张、双眉紧锁、紧张性疼痛、四肢震颤或姿势僵硬等。

3. 自主神经功能紊乱

自主神经功能紊乱可表现为眩晕、心悸、呼吸困难、胸闷、喉头阻塞感、口干、胃部不适、便秘或腹泻、阵发性地发冷发热、皮肤潮红或苍白、出汗、手脚冰凉或发热、尿频、尿急等自主神经功能障碍症状。

4. 警觉性增高

警觉性增高可表现为易发脾气，害怕喧哗吵闹的环境。过分关注周围环境或自身健康而不能放松下来，表情紧张，唉声叹气。睡眠障碍多以入睡困难为主，伴有睡眠浅、易醒、多梦等。

二、中医辨证论治

本病的中医辨证论治，可参见本章第二节急性应激反应和创伤后应激障碍相关内容。

第五节　失眠症

一、临床表现

对睡眠时间和（或）质量不满足并影响白天社会功能的一种主观体验，包括难以入睡、睡眠不深、易醒、多梦、早醒、醒后不易再睡、醒后不适感、疲乏困倦。

二、中医辨证论治

1. 肝郁化火

（1）临床表现　少寐易醒，噩梦纷纭，甚则彻夜难眠，性情急躁易怒，不思饮食，口渴喜饮，口舌生疮，目赤口苦，小便黄赤，大便秘结，胁肋胀痛。

（2）治则治法　清肝泻火。

（3）推荐方药　龙胆草 6g，黄芩 10g，山栀 10g，泽泻 10g，通草 10g，柴胡 10g，车前子 10g，生地黄 10g，当归 10g，炒酸枣仁 15g。水煎服，每日1 剂，分 2 次。中成药可选用牛黄清心丸、龙胆泻肝丸、舒眠胶囊。

2. 痰火内扰

（1）临床表现　胸闷脘痞，心烦不眠，伴泛呕嗳气，头重目眩，心烦口苦，痰多，或大便秘结，彻夜不眠，舌红，苔黄腻，脉滑数。

（2）治则治法　化痰清热。

（3）推荐方药　半夏 10g，橘皮 10g，竹茹 10g，枳实 10g，黄连 6g，炒酸枣仁 15g，甘草 6g。水煎服，每日 1 剂，分 2 次。中成药可选用朱砂安神丸、清脑复神液。

3. 心肾不交

（1）临床表现　心烦不寐，心悸不安，头晕，耳鸣健忘，腰酸梦遗，五心烦热，口干津少，舌红，少苔，脉细数。

（2）治则治法　交通心肾。

（3）推荐方药　黄连6g，黄芩9g，白芍12g，阿胶10g（烊化），生地黄10g，炒酸枣仁15g，甘草6g。水煎服，每日1剂，分2次。中成药可选用乌灵胶囊、甜梦口服液、安神补脑液、精乌胶囊。

4. 心脾两虚型

（1）临床表现　多梦易醒，心悸健忘，神思恍惚，面色少华，头晕目眩，肢倦神疲，饮食无味，面色少华，或胸闷纳呆，舌淡，苔薄白或滑腻，脉细弱，或濡滑。

（2）治则治法　养心健脾。

（3）推荐方药　党参10g，白术10g，白芷10g，茯神10g，远志10g，龙眼肉10g，酸枣仁15g，木香10g，当归10g，生姜6g，大枣6g，炙甘草10g。水煎服，每日1剂，分2次。中成药选用心神宁片、枣仁安神颗粒、参芪五味子片、七叶神安片。

5. 心胆气虚型

（1）临床表现　心烦不眠，多梦，易惊易醒，胆怯，心悸，遇事善惊，气短倦怠，小便清长，舌淡，脉弦细。

（2）治则治法　养心益气。

（3）推荐方药　石菖蒲15g，远志15g，党参9g，茯苓15g，龙齿15g（先煎）。水煎服，每日1剂，分2次。中成药选用心神宁片、柏子养心丸。

第十六章　地震灾害后常见情志疾病的中医非药物治疗

第一节　情志疗法

中医情志以中医学的"神形一体，心身一体"整体论为理论基础，形成了具有中医学特色的心理治疗观点，常见有以下几种。

一、言语开导法

①讲述一些亲身经历的故事，和患者一起感受痛苦。然后讲述党和政府、社会，乃至全世界对灾区的救助和关爱，一起读报纸、听收音机、看电视等。使患者认识到灾后幸存是我们不幸中的万幸，我们应该感谢社会，感谢党和政府，感谢震后前来营救我们的每一个人，感谢那些来自四面八方向我们伸出援助之手的朋友。虽然我们失去了亲人，失去了财产，失去了自己的小家，但我们还有宝贵的生命，还有一个温暖的"大家"。政府会管我们，身边的人们会照顾我们，全世界的人们都在支持我们。因此，我们要非常感谢他们，尽快走出悲痛的阴影，走向阳光灿烂的新生活。②通过指出疾病的危害，引起对疾病的重视，告之与医务人员合作，及时治疗，措施得当，是可以恢复健康的，增强战胜疾病的信心，告诉他们如何调养及治疗的具体措施，从而解除他们消极的心理状态。

二、情志相胜法

情志相胜疗法的基本核心就是有意识地采用另一种情志去控制、调节因某种情志刺激而引起的疾病，从而可以达到治疗疾病的目的。《素问·阴阳应象大论》云："怒伤肝，悲胜怒；喜伤心，恐胜喜；思伤脾，怒胜思；忧伤肺，喜胜忧；恐伤肾，思胜恐。"当某种情绪过甚而致发病时，可以用另一种"相胜"的情志来"转移""制约"或"平衡"它，从而使过度的情绪得到调和。

地震后的人们主要的情绪表现为怒、忧、思、悲、恐、惊六种，其中以悲、恐最为突出。采用情志相胜疗法，诱导愤怒的患者立即或逐步暴露出痛苦、悲伤、失望等情绪，痛哭流泪；诱导忧虑、抑郁的患者想起一些高兴的人或事；诱导思虑过度的患者发怒，以达到的情感宣泄，从而达到情志护理的目的。

三、暗示疗法

通过暗示来转移患者的精神意志及注意力，从而改变和调整患者气机，使气血运行趋向正常，从而使疾病减轻或消除。

具体操作是采用间接含蓄的方式，运用相应的有针对性的手段，对患者的心理状态施加积极影响。在临床诊疗中，积极主动地诱导患者于"无形之中"，自然而然地接受治疗，或产生某种具有积极倾向性的意念，或改变其情绪和行为，从而顺利地达到治疗的目的。

通过暗示疗法，使患者了解更多的国家、社会支持的情况，了解有着相同经历的患者的积极生活状态和生活态度，使其从痛苦回忆中转移到现实生活中来，从对身体过度的"内部注意"和"无意注意"中转移到其他事件中去，使其逐步脱离痛苦的情感体验。以身边感人的人和事为例，可对干预对象起到激励作用，引导其积极进行一些深层次的人生思考，从而达到治疗的目的。

第二节 针灸治疗

一、体针治疗

1. 调畅情志方

取穴五脏背俞穴加膈俞。

2. 解郁安神抗抑郁方

取中脘、内关、神门、足三里、太冲、风池（快针）。

3. 宁神除躁抗焦虑方

取穴膻中、中脘、气海、内关、合谷、足三里、太冲。

4. 治失眠方

取穴百会、神庭、四神聪、神门、内关、三阴交、太溪。手法：百会、神庭沿督脉走向平刺 0.5 寸，四神聪向百会方向平刺 0.5 寸，余穴直刺 0.5～0.8 寸，捻转至穴位局部产生酸胀感。留针 30 分钟，每周 3～5 次，30 次为 1 个疗程。

5. 辨证配穴

痰郁配肺俞、合谷、列缺、天突、丰隆，心血虚配心俞、脾俞，瘀血内阻配血海、膈俞，烦躁不安配印堂、太阳、水沟，失眠配神庭、四神聪、印堂、三阴交等。

二、电针治疗

取穴：百会、印堂。

手法：用毫针沿督脉走向平刺百会、印堂，至腧穴局部有重胀感，将电极分别夹在两个针柄上，不分正负。选用疏密波，频率 15Hz，逐渐加大电量，至患者感觉到震动，能耐受为度，留针 30 分钟。每周 3～5 次，30 次为 1 个疗程。

三、艾灸治疗

取穴：关元、气海、足三里、命门、膻中、中脘、神阙等。

手法：用艾条点燃靠近穴位，以温热为度，也可根据具体证候，选择回旋灸、雀啄灸、温和灸等不同灸法，每次灸 15～20 分钟。此法多适用于辨证属虚证的患者。

四、耳针治疗

适用于各种辨证类型的失眠、焦虑状态患者。

取穴：根据患者具体病情，选取心、肝、脾、肾、肾上腺、内分泌、交感、神门等穴。

手法：治疗前先用耳穴探测棒在耳穴上寻找阳性点，用 75% 酒精消毒耳郭后，将王不留行籽的胶布固压于耳穴，给予施力加压，使患者有酸麻胀痛或发热感，并嘱患者定时按压，每日 2～3 次，1 次 5～10 分钟。

五、穴位贴敷

药膏制备：刺五加 30g，川芎 20g，厚朴 10g，按 3∶2∶1 比例研磨后，用醋配制而成。

手法：将中药膏贴在患者神阙穴、天枢穴、足三里穴和三阴交穴，并用敷贴固定，每次贴敷持续 8 小时，每日 1 次。

六、皮内针

主穴：第一组为百会、太冲、神门、心俞、尺泽，第二组为内关、四神聪、照海、膻中、列缺。

配穴：痰浊壅盛加丰隆、足三里，瘀血明显加膈俞、血海，肺肾亏虚加肺俞、太溪。

手法：针具选用规格为 0.22mm×1.5mm 的图钉型皮内针，图钉型皮内针自带胶布，腧穴常规消毒后，用镊子尖端夹持住皮内针针柄，针尖对准穴位，垂直按下。留针时间为 1～2 天，两组穴位交替进行，10 天为 1 个疗程，每个疗程间隔 3 天，共 3 个疗程。

第三节　运动疗法

八段锦、太极拳等导引术可以锻炼人体四肢，柔筋健骨，行气活血，有助于调和气血，调节脏腑功能，增强抵抗疫病湿毒的能力，同时，有助于排除杂念，调和心身，消除紧张焦虑心绪，降低交感神经的兴奋性，达到"正气存内，邪不可干"的作用。

一、八段锦

八段锦是一套独立而完整的健身功法，起源于北宋。古人把这套动作比喻为"锦"，意为五颜六色，美丽华贵，视其"祛病健身，动作完美"。现代的八段锦在内容与名称上均有所改变，此功法分为八段，每段一个动作，故名为"八段锦"。

1. 第一段：双手托天理三焦

①两脚平行开立，与肩同宽。两臂徐徐分别自左右身侧向上高举过头，十指交叉，翻转掌心极力向上托，使两臂充分伸展，不可紧张，恰似伸懒腰状。同时缓缓抬头上观，要有擎天柱地的神态，此时缓缓吸气。②翻转掌心朝下，在身前正落至胸高时，随落随翻转，掌心再朝上，微低头，眼随手运。同时配以缓缓呼气。如此两掌上托下落，练习4～8次。另一种练习法，不同之处是每次上托时两臂徐徐自体侧上举，且同时抬起足跟，眼须平视，头极力上顶，亦不可紧张。然后两手分开，在身前俯掌下按，足跟随之下落，气随手按而缓缓下沉于丹田。如此托按4～8次。

2. 第二段：左右开弓似射雕

①两脚平行开立，略宽于肩，成马步站式。上体正直，两臂平屈于胸前，左臂在上，右臂在下。②手握拳，示指与拇指呈八字形撑开，左手缓缓向左平推，左臂展直，同时右臂屈肘向右拉回，右拳停于右肋前，拳心朝上，如拉弓状。眼看左手。③、④动作与①、②动作相同，唯左右相反，如此左右各开弓4～8次。

3. 第三段：调理脾胃臂单举

①左手自身前成竖掌，向上高举，继而翻掌上撑，指尖向右，同时右掌心向下按，指尖朝前。②左手俯掌在身前下落，同时引气血下行，全身随之放松，恢复自然站立。③、④动作与①、②动作相同，唯左右相反。如此左右手交替上举各4～8次。

4. 第四段：五劳七伤往后瞧

①两脚平行开立，与肩同宽。两臂自然下垂或叉腰。头颈带动脊柱缓缓向左扭转，眼看后方，同时配合吸气。②头颈带动脊柱徐徐向右转，恢复前平视。同时配合呼气，全身放松。③、④动作与①、②动作相同，唯左右相反。如此左右后瞧各4～8次。

5. 第五段：摇头摆尾去心火

①马步站立，两手叉腰，缓缓呼气后拧腰向左，屈身下俯，将余气缓缓呼出。动作不停，头自左下方经体前至右下方，像小勺舀水似地引颈前伸，自右侧慢慢将头抬起，同时配以吸气；拧腰向左，身体恢复马步桩，缓缓深

长呼气。同时全身放松，呼气末尾，两手同时做节律性掐腰动作数次。②动作与①动作相同，唯左右相反。如此①与②动作交替进行各做 4 ～ 8 次。

6. 第六段：双手攀足固肾腰

①两脚平行开立，与肩同宽，两掌分按脐旁。②两掌沿带脉分向后腰。③上体缓缓前倾，两膝保持挺直，同时两掌沿尾骨向下按摩至脚跟。沿脚外侧按摩至脚内侧。④上体展直，同时两手沿两大腿内侧按摩至脐两旁。如此反复俯仰 4 ～ 8 次。

7. 第七段：攒拳怒目增气力

预备姿势：两脚开立，成马步桩，两手握拳分置腰间，拳心朝上，两眼睁大。①左拳向前方缓缓击出，成立拳或俯拳皆可。击拳时宜微微拧腰向右，左肩随之前顺展拳，变掌臂外旋，握拳抓回，呈仰拳置于腰间。②与①动作相同，唯左右相反。如此左右交替各击出 4 ～ 8 次。

8. 第八段：背后七颠百病消

预备姿势：两脚平行开立，与肩同宽，或两脚相并。两臂自身侧上举过头，脚跟提起，同时配合吸气。两臂自身前下落，脚跟亦随之下落，并配合呼气，全身放松。如此起落 4 ～ 8 次。

二、太极拳

太极拳，被列入联合国教科文组织人类非物质文化遗产代表作名录，为国家级非物质文化遗产，是以中国传统儒、道哲学中的太极、阴阳辨证理念为核心思想，集颐养性情、强身健体、技击对抗等多种功能为一体，结合易学的阴阳五行之变化、中医经络学，以及古代的导引术和吐纳术，而形成的一种内外兼修、柔和、缓慢、轻灵、刚柔相济的中国传统拳术。

具体拳法可参考 24 式太极拳学习。

第四节　音乐疗法

中医音乐疗法已有几千年的历史，其运用角、徵、宫、商、羽 5 种不同音调，以对应相应脏腑来治疗疾病。中医古籍中早已有相关记载："肝主目……在音为角；心主舌……在音为徵；脾主口……在音为宫；肺主鼻……

在音为商；肾主耳……在音为羽。"同时，我国出土文物中亦有关于音乐舞蹈行为的画面，如仰韶文化等。

一、中医五音对应的乐曲类型

角属牙音，五行为木，其声长短高下冷热之间。角属木，角调式吹出一片春天的气息，天地一片欣欣向荣，所见之处皆充满生机。

徵属舌音，五行为火，其声次短次下次冷。徵属火，唢呐和鼓活跃高亢的声响，描摹出"火"的属性。

宫属喉音，五行为土，为五音之首，其音极长极高极热。宫属土，宫调或音乐一开始即由埙吹奏出安详、平稳的旋律。

商属齿音，五行为金，其声次长次高次热。商属金，先强后渐弱的金锣声，为商调式音乐揭开了序幕；之后由钟琴明朗而坚实的声音娓娓表现"金"的特性。商调式乐曲，略带一丝悲伤的气息，却不僵硬，描绘出"西风乍起黄叶飘，日夕疏林杪"的秋之景象。

羽属唇音，五行为水，其声极短极下极冷。羽属水，琴音传神地表现了涓涓山泉汇成小溪，流过峡谷、流过平原的景象。柔和温婉的音乐，熄灭了烦忧的心灵之火。

在灾区经常见到的情绪，如浮躁、压抑、悲哀、愤怒等，具体应用：浮躁在五行中属"火"，在情绪浮躁时，则应用水来克制，听些羽调式音乐，如《梁祝》《二泉映月》《汉宫秋月》等；压抑在五行中属"土"，当遇到挫折，极度痛苦压抑时，应听角调式音乐，如《春之声圆舞曲》《蓝色多瑙河》《江南丝竹乐》；悲哀在五行中属"金"，悲痛时，应听商调式乐曲，如《第三交响曲》《嘎达梅林》《悲怆》等；愤怒在五行中属"木"，愤怒生气时，应多听角调式乐曲，疏肝理气，如《春风得意》《江南好》等。

二、辨证论治

肝郁气滞型选用角调式乐曲，构成大地回春、万物萌生、生机盎然的旋律，曲调亲切爽朗，具有"木"之特性，可入肝疏肝；若患者有实证表现，亦可选用徵调而泻肝，如《春风得意》《江南好》等。

心脾两虚型选用宫调式乐曲，风格悠扬沉静，淳厚庄重，有如"土"般宽厚结实，可入脾以健脾养血，入心养心，如《平湖秋月》《塞上曲》《良宵》等。还可配合兼有徵音和宫音的乐曲，如《十面埋伏》。

气结痰阻型选用角调式乐曲，有疏肝之功；配合宫调式乐曲，可入脾，以健脾气，助运化，两者合用，以达到疏肝健脾、理气化痰之功，如《春江花月夜》《月儿高》等。

脾肾阳虚型选用宫调式乐曲，可入脾；羽调式乐曲，可入肾，两者合用，以温补脾肾，如《轻骑兵进行曲》《喜洋洋》，中国的吹打乐等。

肝郁化火型选用角调式乐曲，具有"木"之特性，可入肝疏肝；羽调式乐曲，可入肾，两者合用，以疏肝火，滋肾阴，如《梁祝》《汉宫秋月》《二泉映月》《平沙落雁》等。

第五节　其他疗法

其他疗法，如中药香囊、药枕。针对疫情、灾情导致的焦虑、失眠等症状，可准备解郁安眠类药枕，如含有玫瑰花、石菖蒲等气味芳香的中药，具有疏肝理气，宁心除烦、安神定志的功效，适合紧张焦虑、失眠人群。

第十七章　地震灾害后心理危机个体干预

第一节　灾害后心理危机个体干预的原则

一、心理危机干预和实际问题解决相结合

在开始干预前，首先要关注受创者是否已经处于一个可靠的社会支持网络。以受创者获得基本生活保障和安全环境为基础的心理危机干预，才可能是持续和有效的。能够有来自社会的关心和慰问、募捐，经常安排志愿者陪同聊天，并给予生活照料，有助其感受社会温暖，虽然失去了健康、财产甚至亲人，但仍有社会这个大家庭给予其活下去的勇气和希望。

二、对有不同需求的对象实施分级干预

干预对象分为四级，重点从第一级人群开始，逐步扩展。一般性宣传教育要覆盖到四级人群。

1. 第一级人群是亲历灾难的幸存者

第一级人群是亲历灾难的幸存者，有严重心理反应的可能性最大，需要优先、重点干预，以预防发生长期、严重的心理障碍或精神疾病。

2. 第二级人群是灾难现场的目击者

第二级人群是灾难现场的目击者，包括参与抗灾及现场新闻报道人员，他们同样体验了灾难带来的巨大心理冲击，加之工作超负荷，容易出现身心耗竭，需要必要的干预，以化解情绪搅扰，提升工作效能。

3. 第三级人群是与第一级、第二级人群有关的人

第三级人群是与第一级、第二级人群有关的人，如幸存者和目击者的亲人，耳闻目睹灾区境况，心理失衡，情绪积累，无所适从，甚至会出现思维和行为的紊乱，应通过多渠道、多形式的干预，为其提供心理支持。

4. 第四级人群是灾后在灾区开展救援、服务的人员或志愿者

第四级人群是灾后在灾区开展救援、服务的人员或志愿者，容易被受灾群众创伤的过度情感卷入，使自己出现严重的身心困扰，也需要给予适时干预。

三、对不同类型的对象干预的侧重点不同

不同类型的人群，因年龄、创伤因素，在灾中、灾后的工作、生活内容和状态不同，心理干预的侧重点有所区别。

1. 一般成年当事人

很多受到急性创伤的来访者或者他们的家属，特别愿意反复、不厌其烦地去讲对他"最构成伤害的场面和细节"，这些很可能是他闪回的部分。干预人员要特别注意的是，在灾难救援的心理危机干预中，处理的重点是情绪和感受，而不是干预者的好奇心，或者当事人愿意讲的那个特别惨烈的场景。这时不要让当事人去描述场景和细节，而是要让他们描述想法和情绪。尤其在创伤性发生的较短时间内，通过回忆起创伤性的场景，会使再次创伤的可能性增加，从而再次造成精神不稳定。因此，干预者应避免直接或反复询问创伤场景，以防再次危及患者已经平复的稳定性。可以采用转换话题的技术，引导当事人由讲述场景转而表达自己当下的情绪和想法。例如，可以这样表达："我知道，那天、那个时刻您经历的场景会让您很痛苦，您可不可以讲讲在经历那些之后，您的想法、感受？"

2. 儿童青少年

灾难对儿童青少年造成的创伤可能是长期的，甚至影响一生。心理干预的重点是引导其宣泄出压抑、恐惧、害怕、无助等灾难造成的情绪，帮助其认识生活积极意义的一面，对今后的学习和生活产生坚强信念和积极乐观的态度。结合年龄特点，可以采用绘画、集体活动等方式，使其疏泄情绪，转移负性关注点。注意不要刻意隐瞒孩子亲人逝去的事实，或者承诺做不到的事；干预情绪切忌简单粗暴地直接制止；不要强迫其回忆或者说话；给予关爱照顾要适度，避免其依赖或者感觉被施舍。

对于地震致残的患儿，宜指导其正确面对自己的不完美，训练健侧肢体功能，邀请肢体残疾儿童做交流分享，树立健康的应对技能。评估患儿的应

对机制是否存在病理模式，必要时对患儿进行认知或行为方面的干预，帮助患儿减少不良的或不健康的应对方式，发展正向积极的应对技巧。尽量给患儿营造安全、温暖的住院环境，帮助患儿、家长或照护者适应环境，尽可能满足患儿的合理需求，指导家长或照护者多给予孩子身体上的拥抱与接触，努力为其建立一个相对安全和具有支持性的环境。教会父母或照护者掌握倾听要领，给予患儿爱和时间，并保持良好的依恋关系，让患儿确信他们是安全的，建立亲密感和信任感，增强爱及归属感。

3. 居丧者

心理干预的重点是帮助在灾难中失去亲人的居丧者度过正常的悲伤反应过程；认识、面对、接受丧失的事实，正视丧亲的痛苦；可以正确表达对死者的感情；帮助他们重新建立新的平衡状态，找到新的生活目标，树立正确信仰，最终获得正常的生活。

4. 灾区干部

灾区干部，尤其是灾区基层干部，存在更严重潜隐心理危机的风险非常大。因为他们除了基层领导身份外，自身也可是幸存者、受灾者或罹难者家属。也就是说，他们在遭受自身伤痛、丧亲之痛、失去家园的健康、亲情、经济损失的同时，还承担着繁重、超负荷的工作任务，身心压力可想而知。在紧张、辛苦的工作状态下，这些压力所带来的悲伤、苦闷、孤独等负面感受，很难有宣泄的渠道，或者无法被其自身觉察到。而且，由于他们常常被灾区群众视为主心骨和参照对象，主观上不允许自己关注苦闷、压力、烦恼等这些"不够坚强、不够勇敢"的情绪，使得这些情绪被主观上压抑并积累下来。针对这部分人群，干预人员不仅要运用规范的心理干预技术实施帮助，还应该鼓励其自我调节，劳逸结合；以合理授权、群策群力的方式工作；鼓励其多与家人和同事进行沟通。

5. 救援护理人员

在灾害管理的每个阶段，救援护理人员都或多或少存在一定的心理问题：灾前阶段心理上的准备不足、应对阶段救援心理压力过大、灾后重建与恢复阶段的创伤后应激反应。救援人员在承受巨大救援压力的同时，面对惨重的伤亡，还承受着巨大的心理压力。而且救援人员往往由于高度的责任感而拒绝休息，高强度、高频度地进行救援活动，这样往往会进一步加重其在救援活动中积累的情绪问题。因此，增强每个灾害管理阶段救援护理人员的心理韧性非常重要。在灾前对护理人员做好科学有效的心理指导及救灾知识技能的培训，增强自我效能感；救灾时关注救援队员的身心健康，提供充足的物资保障和情感支持；灾后请专业人员正确评估他们的心理反应，有针对性地选择干预措施。必要时可强制休息，鼓励其参与放松的体育、娱乐活动。内疚与自责是救援人员最常见的情绪反应。需要帮助他们学会原谅自己，以积极的方式消除内疚，改变不现实、不合理的信念，认识到只要自己尽了全力，就不必苛责，要宽容自己在救援中的失败。可以采用团体治疗的形式，鼓励大家分享在救援过程中所体验到的积极向上的正向力量。

四、新冠肺炎疫情下地震灾害的心理问题

新冠肺炎疫情给地震灾害的受灾群众、救援人员、医护人员，以及组织领导者带来了更大的心理挑战。防疫设施、医疗物资和人员条件受限，更容易引发上述人员焦虑、恐慌的情绪，加重应激反应，出现情绪、认知及行为上的变化，增加急性应激反应的风险。因此，在受灾背景下，除了迅速调集社会力量解决疫情防控的物资、人员保障这些实际问题外，还要做好疫情防控的宣传、解释工作。尽量保证信息公开、畅通，及时治理谣言，安抚受灾相关人员的情绪，尽可能减低双重心理压力带来更多心理问题的风险。

第二节　常用的心理危机个体干预技术

一、干预人员常用技术

灾难心理危机干预的技术运用有其特殊性，不能沿用心理咨询室的常用技术。在各种治疗技术中，稳定化技术优先。

1. 共情的态度

要对当事人感同身受，设身处地地跟对方在一起，如"我正在努力地感受你""我感到了""我理解到了"等。处在强烈负面情绪中的人，如果真的感受到有人能够分享那种极端的、强烈的情绪，支持性是很大的，这对于缓解情绪很有帮助，并且有助于调整、改变和整合对灾难的看法，重获心理

平衡。

2. 积极地倾听

全神贯注，真诚地与被干预对象交流。善于运用非言语信息，如语调、眼神、细小的肢体语言等，与被干预对象建立良好的互动关系。

3. 稳定情绪为先

在对方的情绪特别强烈的时候，如果不先稳定其情绪，其他工作就无从开展，即便开展了，也难以产生效果。面对危急的个案，首先要稳定情绪，然后改变观念，再鼓励其积极地行动。即便难以出现积极的行动，也要鼓励其回到危机发生前的状态，这也是有帮助的。

4. 表达感受为重

当事人如果诉说很多细节，我们要善意地、适时地、温柔地终止，更多地提问感受。鼓励和引导其更多地表达内心感受，帮助其支配、认识和管理自己的情绪。

5. 运用美育舒缓儿童情绪

美育是儿童较易接受的舒缓情绪的方式。在舒缓的音乐中，孩子们比较容易放松下来，而且由于音乐具有很强的互动性，可以增加孩子间的互动，从而起到增加积极情绪、缓解紧张焦虑的作用。目前，音乐治疗方法在灾后儿童心理辅导方面运用的比较多，除了增加音乐课程之外，还编写了一些灾后儿童视听素材，让学生在不同的音乐气氛中表达感情，重拾信心。在重大灾难的打击下，由于年龄所限，心智尚未完全成熟，儿童更难以表达内心的痛苦感受。图画是表达内心的一种方式，画图者可以通过手中的笔来展示自己内心的世界。灾后儿童的画画不需要专业的技巧，无意识作画更能表达其内心，这种状态下儿童从儿童的作画过程到画作本身都是他们内心的一个窗口，我们得以透过这个窗口看见他们的心理。他们在相对安静的环境下画图，也可以沉淀内心，释放恐惧和焦虑，更多的消极情绪得以抒发和排解。

二、自我干预技术

1. 腹式呼吸

人在危机时刻，常常是用浅快的胸式呼吸，这种呼吸方式会增加焦虑和恐惧感。腹式呼吸是降低焦虑的有效方法。可以采取坐位或卧位，有意把注意力带到腹部，吸气鼓肚子，之后缓慢地呼，做几次深长的腹式呼吸，以降低压力，改善情绪，提升注意力。

2. 着陆技术

如果你发现自己极度担心或焦虑，把注意力带回到当下。感觉一下双脚跟地面的接触，身体跟椅子的接触。动动手指和脚趾。环顾四周，快速地命名一下所看到的各种东西。想象一个你爱的或者深爱你的人的面容。哼唱你喜欢的童年时的歌曲。

3. 正念减压

坐到一把靠背椅子前 1/2 或 1/3 的位置上，双脚自然平放于地上，双手自然地放在大腿上，也可以放松地躺在床上。如果没有上述条件，也可以采取站立姿势。接下来，把注意力放到自己的全身，从头到脚感受一下是不是有哪个部位是紧绷的，如果感受到哪个部位是紧绷的，就有意识地放松这个部位，使全身都达到完全放松的状态，有觉察地体会这种放松、安稳的状态。然后把注意力放到自己的呼吸上，感受吸气时气体的吸入，呼气时气体的呼出；感受吸气和呼气时带给身体的变化，比如胸廓的起伏、腹部的起伏，或身体某个部位的松弛；持续地将注意力放在一呼一吸时，身体变化感受最明显的部位或放松的状态。如果注意力从对呼吸的觉察中跑开了，也不用担心，看看是什么事情把我们的注意力带走了，然后轻柔地、坚定地使注意力再次回到对呼吸的觉察上。整个过程不需要评判和分析，也不需要刻意想象，只要持续地去感受，并关注一呼一吸带给身体的感觉。这样就可以逐渐感受到内心的平静。

4. 安全岛技术

安全岛就是可以通过自己的想象，在内心深处找到一个只有自己可以进入的，使自己感到绝对舒适和惬意的地方。安全岛技术可以用来帮助稳定情绪，在一定程度上缓解焦虑、惊慌、压抑等情绪，增加内心的安全感。

首先进行几次肌肉放松练习，让自己进入放松状态；然后尝试在内心世界找到一个让自己感到安全和放松的地方，可以随身带上让自己感到舒服、可以为自己提供帮助的东西；如果难以想象或找到这样一个地方，不必着急，可以试着想象利用交通工具，如飞机、火车，甚至用魔毯带自己到达；给自己设计一个动作，并当场做出来，给自己的身体留下记忆，以后在需要的时刻，可以随时做这个动作，带自己回到这个安全的地方；最后，收回这个动作，让意识慢慢回到现实中来。

5. 寻求人际支持

给一个信任的亲人、朋友或者社区中的支持性资源打个电话。或者给觉得可能有需要的朋友、家人打个电话，并问问他们正在做什么。有时候，去支持别人，也是一个帮助自己改善情绪的好办法。

6. 自我心理康复

（1）**不良情绪反应康复方法**　不良情绪包括以下几种：①害怕。"我很担心灾难会再发生""我害怕只剩下自己一个人""我害怕自己崩溃或无法控制自己"。②无助感。"人们是多么脆弱、不堪一击""我将来该怎么办""前途茫茫、没有人可以帮助我"。③悲伤、罪恶感。"上天怎么对我这么不公平""救灾的动作怎么那么慢""亲人或他人的死伤使我感到很难过""我真恨自己没有能力救出家人"。可用以下调适方法：①适度用神。不要过多思虑，事情已经发生，不如让自己平静下来，调养身体，应对日后的生活。②一吐为快。不要隐藏感觉，试着把情绪说出来。③寒暄饱暖。把自己暂时从悲伤中转移出来，问候一下周围的亲友和邻居们。④顺其自然。当情况无法逆转或改变时，不如顺其自然，坚强走好以后的每一步。⑤以意引导。积极自我暗示，多看看周围那些坚强乐观的人们，生活还有更多的可能性。

（2）**不良身体症状康复方法**　不良身体症状包括以下几种情况：疲倦；发抖或抽筋；失眠、噩梦；呼吸困难；喉咙及胸部感觉梗阻；心神不宁；记忆力减退；肌肉疼痛；注意力不集中；心跳突然加快；恶心、反胃、拉肚子；愤怒。可用以下调适方法：①意守丹田，双手护腹，深吸气，屏气凝神，匀速缓慢呼气。②自我冥想，想象全身轻飘飘的，身体飘浮起来，像在一朵安全、舒适的白云里，同时也感觉全身非常舒服，非常轻松。③轻声默念："一切都会过去，希望就在明天，逝者已逝，生者自强，明天一定会更好！"

第四部分

医籍备查

第十八章　古籍中关于地震灾害疾病的论述

一、清代喻昌《医门法律》节选

夫水火木金土，在天成象，在地成形，原不独畸于阴。然而五形皆附地而起，水附于地，而水中有火，火中有风。人所以假合成身，身所以相因致病，率禀四者。金性坚刚，不受和合，故四大惟金不与。证无生者，必修西方佛土，有由然也。世人但知地气静而不扰，偶见地动，便骇为异，不知地气小动，则为灾眚，大动则为劫厄。劫厄之来，天地万物，凡属有形，同归于坏。然地气有时大动，而世界得不速坏者，则以玄天真武坐镇北方，摄伏龙蛇，不使起陆，以故地动而水不动，水不动而水中之火、火中之风自不动也。

二、清代鲍相璈《验方新编》节选

回生第一仙丹：治跌伤、压伤、打伤、刀伤、铳伤、割喉、吊死、惊死、溺水死等症（雷击死虽未试过，想亦可治），虽遍体重伤，死已数日，只要身体稍软，用此丹灌服，少刻即有微气，再服一次即活。大便如下紫血更妙。惟身体僵硬者难救。此系豫章彭竹楼民部家传秘方。道光初年，民部宰直隶时，有人被殴死已三日矣，民部往验，见其肢体尚软，打开一齿，以此丹灌服一分五厘，少刻其尸微动，再灌一分五厘而活。其余甫经殴杀或殴死一二日者，全活尤多，终岁无一命案。惟时磁州地震，压毙甚众，民部制丹遣人驰往，救活不下千人，大有起死回生之妙，诚千石第一仙丹。如能施药传方，救得一人之生，可全两人之命，造福真无量也。

三、清代王士雄《随息居饮食谱》节选

凿井法有五：

第一择地：山麓为上，蒙泉所出，阴阳适宜；园林室屋所在，向阳之地次之；旷野又次之；山腰者居阳则太热，居阴则太寒为下（此论泉水之高下

等第耳，然山腰、山顶亦有甘泉，不可泥也）。凿井者，察泉水之有无，斟酌避就之。

第二量浅深：井与江河地脉通贯，其水浅深，尺度必等。今问凿井应深几何？宜度天时旱潦河水所至，酌量加深几何而为之度，去江河远者不论（不论者，不论深浅，而以及泉为度也。泉愈深则水愈美，虽水土恶劣之乡，深泉必清洌无毒也）。

第三避震气：地中之脉，条理相通，有气伏行焉，强而密理。中人者九窍俱塞，迷闷而死，俗谓之犯土者是。凡山乡高亢之地多有之，泽国鲜焉。此地震之所由也，故曰震气。凡凿井遇此，觉有气飒飒侵入，急起避之，俟泄尽，更下凿之。欲候知气尽者，缒灯火下视之，火不灭，是气尽也。

第四察泉脉：凡掘井及泉，视水所从来而辨其土色，若赤埴土，其水味恶。赤埴，黏土也，中为甓为瓦者是。若散沙土，水味稍淡。若黑坟土，其水良。黑坟者，其土色黑稍黏也。若沙中带细石子者（虽赤土、黄土皆佳），其水最良。

第五澄水：凡作井底，用木为下，砖次之，石次之，铅为上。既作底，更加细石子厚一二尺，能令水清而味美。

四、清代唐宗海《医易通说》节选

先天震卦，变为后天艮卦。西洋地学言改变地势，由地中有火力奋发突起，或于水面突出岛屿，或地震时凹然地下，凸然高起，此皆震变为艮之象。又云火山常有轰声，山顶破裂，喷出稀汁，冷则凝结成石，此尤震变为艮之显著者。中国各山，虽未见涨突之迹，然必地下有气奋起，乃能高出。人身胆配震木，胃配艮土。西医言胆汁入胃化谷，中医言木能疏土。李东垣补中益气汤用柴胡、升麻，达木气以扶中土，皆合震变为艮之旨。

五、清代唐宗海《血证论·跌打血》节选

跌打折伤一切，虽非失血之正病，而其伤损血脉，与失血之理固有可参，因并论之。凡跌打已见破皮出血者，与刀伤治法无异，外用花蕊石散敷之，内服化腐生肌散，血止瘀去而愈。如流血不止者，恐其血泻尽则气散而死。去血过多，心神不附，则烦躁而死。宜用当归补血汤加枣仁、人参、朱

砂、白蜡、茯神、甘草治之，外用人参为末，珍珠、血竭、象皮末糁之。如亡血过多，烦躁口渴，发热头晕等证，宜大补其血，圣愈汤加枣仁、麦冬、柴胡、花粉、丹皮、朱砂，或用独参汤亦可。此条可悟失血过多，阴虚发渴之理。凡跌打未破皮者，其血坏损，伤其肌肉则肿痛，伤其肋骨则折碎，在腰胁间则滞痛。伤重者制命不治，不制命者，凡是疼痛，皆瘀血凝滞之故也。无论接骨逐瘀，总以黎洞丸去大黄，加续断、碎蛇治之，外用自然铜、官桂、没药、乳香、桂枝、大黄、虻虫、䗪虫，酒调敷之自效。若是已伤之血，流注结滞，着而不去者，须逐去之，否则或发为吐血，或酿作痈脓，反为难治。宜当归导赤汤下之。若已发吐血，便从吐血法治之。若已发痈脓，便从痈脓法治之。

跌打最危险者，则有血攻心肺之症。血攻心者，心痛欲死，或心烦乱，或昏迷不省人事，归芎散加乳香、没药治之，失笑散亦治之。此与产妇血攻心，血迷心治法略同。

血攻肺者，面黑胸胀，发喘作渴，乃气虚血乘肺也。妇科治产后气虚，瘀血入肺，面如茄色，急用参苏饮救之。《金鉴》载跌打血乘肺者，亦用此方。所谓乘肺，非第乘肺之气分而已，乃是血干肺脏之危候。肺为清虚之府，其气能下行以制节诸脏，则气顺而血自宁。其气不顺，则血干气分而为吐衄。今其血直干肺脏，较之干气分者为更危殆，急用人参以补肺，肺得补则节制行而气下降，使血亦随气而下，再用苏木以行血，血气顺行，或可救于万一。夫如此危候，仍不外清金保肺，以助其制节，则凡一切血证，其当清金保肺，以助其制节，举可知矣。

第肺虚而制节不行者，则宜人参以保肺；肺实而制节不行者，则宜葶苈以泻肺；肺寒而制节不行者，则宜姜、半以温肺；肺热而制节不行者，则宜知、芩以清肺。一切血证，治肺之法，均可从此隅反。

跌打后有作呕者，以损伤之人，受惊发怒，肝气无有不动者也。肝木伤肺，是以发呕，小柴胡汤加丹皮、青皮、桃仁治之。

跌打后有咳衄喘逆者，乃血蕴于气分之中，宜十味参苏饮，以疏发其气，气散则血散，与内伤咳衄者不同。内伤咳血，是气蕴于血分之中，若发其气，愈鼓动其血，而不宁矣。故以清理其血为主，二者须对看。

内有瘀血则发渴，血虚亦发渴。有瘀血者，身痛便结，玉烛散治之。血虚发渴者，心烦不寐，盗汗身热，竹叶石膏汤加生地治之。凡失血发渴者，可以类推。

跌打损伤，既愈之后，有遇节候，或逢阴雨，或逢湿热，伤处每作疼痛，甚则作寒作热，此乃瘀血着而未去，留伏经络之间，不遇天气节候，其身中运行之气，习惯而不相惊，一遇天气节候蒸动，则不能安然内伏，故作痛也。宜小调经汤、小温经汤、通脉四逆汤，随其上下内外，以分治之。

六、清代王旭高《外科证治秘要》节选

凡外疡名目虽多，以痈疽为提纲，疽属阴而痈属阳也。痈疽之外，有疔有痰。疔与疽同类，疔形小而疽形大；痰与痈有别，痰形小而痈形大也。

凡初起有头一粒者，为疽。发于项名项疽，发于脑名脑疽，如肩、背、腰、胁、肋、胸、腹及腿、臂、股、臀等处，各随其部而名之曰"某疽""某痈"。

古人虽云疽属阴，由五脏而生，然阳证居多。总以形色为辨，如色红高肿者，为阳；色紫暗黑平坦者，为阴。痛者，为阳；不痛者，阴也。《外科正宗》开卷总论几篇，言之极详，所当熟读者也。

如初起一粒发于面部及手足指间者，即名之曰疔。如额疔、眉疔、鼻疔、颧疔、唇疔及手足指蛇头疔、蛇腹疔、足指之黑疔，皆起一粒椒，即发寒热。疔脚坚硬，四围肿大者，其疔必重，防走黄之险。

前言疔疽同类，疔形小而疽形大，然疔之害速而疽之祸慢。疔若走黄，八九日必死。疽毒内陷，早则二十余日，多至四十余日而死。又如额疽、鬓疽、手大指之调疽、足大指之敦疽，其实皆疔之类，治亦相同，但形比疔为大耳。

至于痈肿虽属阳，然阴者极多。初起漫肿无头，色虽白而身发寒热，三四日即有块高肿者，仍属阳证。惟身不热，微恶寒，疡处微微漫肿，色白不红，无甚痛楚，及至数十日始觉渐大者，乃为阴证耳。

七、清代赵竹泉《伤科大成》节选

跌打压仆损伤者须用引经药。

上部（用川芎）、手臂（用桂枝）、背脊（用白芷、藁本）、胸腹（用白

芍）、左肋（用青皮）、右肋（用柴胡）、腰臀（用杜仲）、两足（用木瓜）、下部（用牛膝）、膝下（用黄柏）、周身（用羌活）、顺气（用砂仁、青皮、木香、枳壳）、通窍（用牙皂）、破血（用桃仁、苏木、乳香、木通）、活血（用红花、茜根、三七、川芎）、补血（用生地、当归、白芍、丹参）、接骨（用川断、五加皮、骨碎补、杜仲）、妇人（用香附）。

大都男子，气从左转。伤上部者易治，伤下部者难治，以其阳气上升也；女人血从右转，伤下部者易治，伤上部者难治，以其阴血下降也。先以砂仁泡汤，和吉利散服之，再进顺气活血汤，复以砂糖花酒，下和伤丸五粒。

伤肩者，左边则气促面黄浮肿，右边则气虚面白血少。使患者低坐，一人抱住其身，将手拔直，用推拿法，令其筋舒。一手捏其肩，抵住骱头，齐力拔出，然后弯曲其肘，骱内有响声，乃复其旧位。用布条扣臂于项下。服行气活血汤，一月完全。

伤背者，五脏皆系于背，虽凶则死缓。先服吉利散，次以砂糖花酒，送和伤丸五粒。如骱骨脱出，腰硬痛极，用竹六根，扎为两个三脚马，排于两头，上横一竹，系麻绳圈两个，使患者两手攀圈。每足踏砖三块，医者将后腰拿住，各抽去砖一块，令患者直身。又各去砖一块，如是者三次，其足着地，则骨陷者能起，曲者能直。先敷定痛散，外贴皮纸，铺以艾绒。次以杉木四根，宽一寸，厚五分，长短照患处为度，俱在侧面钻孔，用绳穿贯，裹于患上，加布扎紧，两边令端正。只可仰卧，如无气者，使患者盘坐，揪其发，伏我膝上，轻拍其背心，使气从口出得苏。如胸前不直者，亦用竹架攀圈法。

伤胸者，胸为气血往来之所，伤久必咳嗽，高起满闷，面黑发热，主四日死。先进疏风理气汤，次以行气活血汤。从前面碰打跌伤胸膛者重，从后面者轻，用手法按摩之。心坎上横骨，第一节伤者一年死，第二节伤者二年死，第三节伤者三年死。

伤肝者，面紫眼赤发热，主七日内死。先投疏风理气汤，次以吉利散，后服琥珀丸。

伤心口者，面青气少，呼吸痛甚，吐血身体难动，主七日内死。先进疏风理气汤，次服和伤丸，时时饮百合汤。

伤食肚者，心下高肿，皮紧阵痛，眼闭，面与口鼻黑色，气喘发热，饮食不进，主七日死。先进疏风理气汤，次以和伤丸。

伤肾者，两耳立聋，额黑面浮白光，常如哭状，肿如弓形，主半月死。先服疏风理气汤，次以补肾活血汤，再投吉利散与琥珀丸。

伤大肠者，便后急涩，面赤气粗，便后有红者，伤重，主半月死。先进槐花散，次服吉利散，后以和作丸。

伤小肠者，小便闭塞作痛，面肿气喘，发热口干，口有酸水，主三日死。先以水酒各半煎服疏风理气汤，次以吉利散，后送琥珀丸。

伤膀胱者，小便肿胀涩痛，不时滴尿，发热，主五日死。先下琥珀丸，次以行气活血汤。

伤阴囊或阴户者，血水从小便滴出，肿胀痛极，昏沉不醒，主一日死。先与琥珀丸，后进行气活血汤。

胸与背皆伤者，发热咳嗽，面白肉瘦，饮食少思，主半月死。先进理气汤，后以和伤丸。

伤气眼者，气喘痛极，夜多盗汗，身瘦肿胀，不安食少，主一月死。先泡砂仁汤和吉利散服，次以酒煎补肾活血汤，后进和伤丸。

伤血海者，口常吐血，胸与背板硬作痛，或血妄行，主一月死。先进行气活血汤，次以吉利散，后服药酒而安。

伤两肋者，气喘大痛，睡如刀割，面白气虚，主三日死。先以行气活血汤，次进和伤丸。如筋骨断者，敷定痛散，贴损伤膏，用布扎数转，服接骨药。

两肋非打伤自痛者，乃肝火有余，当以清肝止痛汤。

有清痰或食积流注两肋作痛者，先以清肺止痛汤，次服吉利散。

登高跌仆，血瘀两肋作痛者，急进大黄汤，次投吉利散。

醉饱房劳者，多元气不足，肝木克胃土，使胸脘连两肋作痛，先投归原养血汤，次以十全大补汤。

有伤擦或时邪发热，觉两肋痛者，此肝胆二经受邪，治以小柴胡汤。

左肋痛者，血瘀与气滞也。先以行气活血汤，次下琥珀丸。

右肋痛者，痰与食积也，先以化痰消食方，次服活血止痛汤。

伤处焮红高肿作痛者，乃瘀血为患，寒热交作，日轻夜重，兼之腰痛。肥人多气虚，瘦人多郁怒。急下琥珀散，次以和伤丸，后进药酒而安。

八、清代廖平根据隋代巢元方著《巢氏病源补养宣导法》节选

《养生方》云：哭泣悲来诉哭讫，不用即食，久成气病。

《养生方导引法》云：坐生腰，举左手仰其掌，却右臂覆右手，以鼻内气，自七息，息间稍顿右手，除两臂背痛结气。

又云：端坐生腰，举左手仰掌，以右手承右脉，以鼻内气，自极七息，除结气。

又云：两手拓肘头，拄席，努肚上极势，待大闷始下，来去上下五七。去脊背体内疼，骨节急强，肚肠宿气。行忌太饱，不得用肚编也。

第十九章 地震灾害疾病常用经典方剂

一、《太平圣惠方》清凉膏

栀子仁（一分），黄连（一分去须），生地黄（二两），葱白（十枚擘），白芷（一分），黄蜡（半两），清麻油（四两）。

上件药，并细锉，于油铛中煎，以地黄焦黑为度。绵滤去滓澄清，却于铛内入蜡，慢火熬，候蜡消，倾于瓷盒内。每使时，用鸡翎搵少许涂磨上，取瘥为度。

凡被汤火烧者，初慎勿以冷物，及以井下泥，及蜜涂拓之。其热气得冷，即却入深，搏至骨烂入筋也。所以人中汤火后，手挛缩者，良由此也。

治伤泼火烧，止疼痛，解火毒，润肌生肉。

节选自北宋《太平圣惠方》

二、《太平圣惠方》紫草膏

紫草（一两），桂心（一两），川芎（一两），赤芍药（一两），白蔹（一两），川大黄（一两），防风（一两，去芦头），黄芩（一两），莽草（一两），当归（一两），木香（一两），甘草（二两，一说一两）。

上件药，捣细罗为散。每用散二两、酒二升，于铛中煎令成膏。及热涂焮肿处，日再用之。治一切肿毒，肉色不异，时时牵痛，经年肿势不消。

节选自北宋《太平圣惠方》

三、《兰台轨范》大活络丹

白花蛇、乌梢蛇、威灵仙、两头尖（俱酒浸）、草乌、天麻（煨）、全蝎（去毒）、首乌（黑豆水浸）、龟甲（炙）、麻黄、贯众、炙草、羌活、官桂、藿香、乌药、黄连、熟地、大黄（蒸）、木香、沉香（以上各二两），细辛，赤芍，没药（去油，另研），丁香，乳香（去油，另研），僵蚕，天南星（姜制），青皮，骨碎补，白蔻，安息香（酒熬），黑附子（制），黄芩（蒸），茯苓，香附（酒浸，焙），元参，白术（以上各一两），防风（二两半），葛根、虎胫骨（炙）、当归（各一两半），血竭（另研，七钱），地龙（炙）、犀角、麝香（另研）、松脂（各五钱），牛黄（另研）、片脑（另研，各一钱五分），人参（三两）。

上共五十味为末，蜜丸如桂圆核大，金箔为衣。陈酒送下（顽痰恶风，热毒瘀血入于经络，非此方不能透达。凡治肢体大证必备之药也。方书亦有活络丹，只用地龙、乳香等四五味，此乃治藜藿人实邪之方，不堪用也）。

治一切中风瘫痪，痿痹痰厥，拘挛疼痛，痈疽流注，跌仆损伤，小儿惊痫，妇人停经。

节选自《兰台轨范》引宋代《圣济总录》

四、《医学发明》复元活血汤

柴胡半两，栝楼根、当归各三钱，红花、甘草、穿山甲（炮）各二钱，大黄（酒浸）一两，桃仁（酒浸，去皮尖，研如泥）五十个。

除桃仁外，锉如麻豆大，每服一两，水一盏半，酒半盏，同煎至七分，去滓，大温服之，食前。以利为度，得利痛减，不尽服。现代用法：共为粗末，每服 30g，加黄酒 30mL，水煎服。

节选自元代李东垣《医学发明》

五、《外科百效全书》玉露膏

黄丹半斤，水粉四两，研匀，用麻油一斤，煎至滴水成珠，方下乳香、龙骨、血竭、儿茶、轻粉各末二钱，搅匀，瓷器收贮，摊纸贴之。治痈疽、瘰疬，生肌敛口止痛。如贴热疮及艾灸火疮，不须下乳没等药，单用水粉、黄丹二味。

节选自明代龚居中《外科百效全书》

六、《外科正宗》如意金黄散

天花粉（上白，十斤），黄柏（色重者）、大黄、姜黄（各五斤），白芷（五斤）、紫厚朴、陈皮、甘草、苍术、天南星（各二斤）。

治痈疽、发背、诸般疗肿、跌仆损伤、湿痰流毒、大头时肿、漆疮、火丹、风热天疱、肌肤赤肿、干湿脚气、妇女乳痈、小儿丹毒，凡外科一切诸般顽恶肿毒，随手用之，无不应效，诚为疮家良便方也。

以上共为咀片，晒极干燥，用大驴磨连磨三次，方用密绢罗厨筛出，瓷器收贮，勿令泄气。凡遇红赤肿痛，发热未成脓者，及夏月火令时，俱用茶汤同蜜调敷；如微热微肿及大疮已成，欲作脓者，俱用葱汤同蜜调敷；如漫肿无头，皮色不变，湿痰流毒、附骨痈疽、鹤膝风症等病，俱用葱酒煎调；如风热恶毒所生，患必皮肤亢热，红色光亮，形状游走不定者，俱用蜜水调敷；如天疱、火丹、赤游丹、黄水漆疮、恶血攻注等症，俱用大蓝根叶捣汁调敷，加蜜亦可；汤泼火烧，皮肤破烂，麻油调敷。具此诸引理取寒热温凉制之。又在临用之际，顺合天时，洞窥病势，使引为当也。

节选自明代陈实功《外科正宗》

七、《外科正宗》生肌玉红膏

白芷（五钱），甘草（一两二钱），归身（二两），瓜儿血蝎、轻粉（各四钱），白占（二两），紫草（二钱），麻油（一斤）。

先用当归、甘草、紫草、白芷四味，入油内浸三日，大杓内慢火熬药微枯色，细绢滤清，将油复入杓内，煎滚下整血蝎化尽，次下白占，微火亦化。先用茶盅四枚，预顿水中，将膏分作四处，倾入盅内，候片时方下研极细，轻粉每盅内投和一钱搅匀，候至一伏时取起，不得加减，致取不效。

此膏专治痈疽、发背，诸般溃烂、棒毒等疮，用在已溃流脓时。先用甘草汤甚者用猪蹄药汤淋洗患上，软绢挹净，用抿脚挑膏于掌中捺化，遍搽新腐肉上，外以太一膏盖之。大疮早晚洗换二次，内兼服大补脾胃暖药，其腐肉易脱，新肉即生，疮口自敛。此乃外科收敛药中之神药也。

节选自明代陈实功《外科正宗》

八、《外科全生集》阳和解凝膏

鲜大力子梗、叶、根三斤，活白凤仙梗四两，大麻油十斤。先煎至枯，去渣，次日用川附、桂枝、大黄、当归、肉桂、官桂、草乌、川乌、地龙、僵蚕、赤芍、白芷、白蔹、白及各二两，川芎、续断、防风、荆芥、五灵脂、木香、香橼、陈皮各一两，再煎药枯，沥渣，隔宿油冷，见过斤两，每油一斤，用炒透桃丹七两搅和，明日文火再熬，至滴水成珠，不粘指为度。以湿草纸蒸火，移锅放冷处，将乳香、没药末各二两，苏合油四两，麝香一两，研细入膏，搅和极匀，出火气，半月后摊贴。

治一应阴疽流注，溃烂不堪，及冻疮毒根等症。未溃者，一夜全消；已溃者，三张痊愈。疟疾贴背心立愈。

节选自清代王洪绪《外科全生集》

九、《医宗金鉴》黄连膏

黄连三钱，当归尾五钱，生地黄一两，黄柏三钱，姜黄三钱。

用香油十二两，将药炸枯，捞去渣，下黄蜡四两熔化，用夏布将油滤净，入碗内，以柳条不时搅之，候凝为度，用时涂抹最妙。

治鼻痔初起榴子形，久垂紫硬碍气通，肺经风湿热郁滞，内服辛夷外点平。

鼻痔生于鼻内，形如石榴子，渐大下垂，色紫微硬，撑塞鼻孔，碍人气息难通。由肺经风湿热郁，凝滞而成。内服辛夷清肺饮，以清肺热；外以硇砂散，逐日点之，渐化为水而愈。宜戒厚味、暴怒，庶不再发。

节选自清代吴谦《医宗金鉴》

十、《良方集腋》七厘散

血竭一两，麝香、冰片各一分二厘，乳香、没药、红花各一钱五分，朱砂一钱二分，儿茶二钱四分。

上八味，共重一两八钱三分两厘，研极细末，收贮瓷瓶，黄蜡封口，以五月五日午时制合，贮久更妙。

七厘散：专治跌打损伤，骨断筋折，血流不止，或金刃伤重，食嗓割断，不须鸡皮包扎，急用此药干掺，定痛止血。先以药七厘服之，量伤之大小，复用烧酒调敷，立时见效。并治一切无名肿毒，汤泡火灼，亦如前法。伤轻者，不必服，只用敷。平时未备，临时制用亦可。服不可多，故以七厘名之。

此方传自军营，凡打仗受伤，屡有起死回生之功。两粤云贵得此调治，斗殴诸重伤，无不应手立痊。药虽平淡，配制亦易，功效如铁扇散，更为奇捷，诚急救之神方，济世之宝筏焉。

节选自清代谢元庆《良方集腋》

第二十章　地震灾害疾病救治医案

一、内科医案选

地震会造成饮食不足、挤压创伤、淹溺等情况，在严重创伤和疾病状态下，由于机体能量代谢过程受到干扰，影响机体内环境稳定，会造成许多内科疾病的发生。同时，在地震灾害时，一些原有的慢性疾病，会因为精神创伤、心理压力、药物中断、生活环境恶化、食物短缺、营养不良等一系列原因而急性发作，若不及时处置，将危及患者生命。古代医案中有不少因为地震、跌仆损伤、惊恐等原因造成病发或原有疾病加重的医案，先辑录如下，以资参考。

明代名医李中梓治疗一受惊吓后引发眩晕患者：相国方禹修夫人，触于惊恐，身霭霭如在车船，开目则眩，起立欲仆。众议补虚化痰，屡投弗效。余为察脉，左独沉牢。是惊气入心，畜血为祟。用大黄、穿山甲、归尾、桃仁、降真、苏木、郁金，一剂而血下，再剂而复下数升，寻愈。(《里中医案》)

明代名医陈士铎治疗一跌仆后胁痛患者，颇能予人启发：一跌仆后，两胁胀痛，手不可按，人谓瘀血，用小柴胡加胆草、青皮愈。次年左胁复痛，仍用前药不效。盖瘀积不散，久而成痛。小柴胡半表里药，能入肝舒木，胁正肝部，何以不效？盖能散活血，不能散死血。活血易于推动，行气瘀滞可通，死血难于推移，行气沉积莫涤。用抵当丸，以水蛭、虻下有形死血。一剂必便黑血愈，后用四物汤加减调理。熟地、白芍一两，丹皮、三七根末三钱，川芎一钱，当归五钱。苟既下死血，不用四物补血，肝舍空虚，又因虚成痛，惟补血，则死去新生，肝气快畅，何至再痛。又加三七根止血者，盖水蛭、虻虫过于下血，死血行后，新血随之，不其无益。所以旋补旋止，始奏万全。(《辨证奇闻》)

陈士铎还治疗一跌仆后昏死不苏患者：一由高堕下，昏死不苏，人谓恶血奔心，谁知气为血壅乎？夫跌仆出于意外，若坠下自堕地必死，是先挟畏死之心，不比一蹶伤者，心不及动。故气血错乱，昏绝不救。宜逐瘀佐醒气，则血易散，气易开。倘徒攻瘀血，则气闭不宣，无益。用苏气汤：乳香末、没药末一钱，苏叶、荆芥、丹皮三钱，当归五钱，白芍五钱，大黄二钱、桃仁十四个，羊踯躅、山羊血五分。三剂愈。此醒气活血兼用，故神。妙在羊踯躅与苏、荆，因气乱而乱之，血易活，气易苏。(《辨证奇闻》)

跌仆损伤易于损伤脑络，发为中风。清代名医叶天士医案记载：又经络为痰阻，大便不爽，昨日跌仆气乱，痰出甚艰。转方以宣经隧。炒半夏、石菖蒲、广橘红、茯苓、胆星、枳实、竹沥、姜汁。跌仆惊恐还易造成原有病情的加重，如叶天士医案记载：唐（女）气臌三年，近日跌仆呕吐，因惊气火更逆，胸膈填塞胀满。二便皆通，自非质滞。喜凉饮，面起瘄瘰，从"病能篇"骤胀属热。川连、淡黄芩、半夏、枳实、干姜、生白芍、铁锈针。凡此等等，皆应重视。(《临证指南医案》)

地震所致跌仆惊恐、饮食不节，还易损伤脾胃、影响二便。叶天士医案记载治疗胃脘痛患者：王（氏）气逆填胸阻咽，脘痹而痛。病由肝脏厥气，乘胃入膈，致阳明经脉失和。周身掣痛，夜甚昼缓者，戌亥至阴，为肝旺时候也。此症多从惊恐嗔郁所致，失治变为昏厥。半夏、姜汁、金铃子、延胡、杏仁、瓜蒌皮、香豉、白蔻。亦有治疗惊恐后淋浊患者：王（五八）悲忧惊恐，内伤情志，沐浴熏蒸，外泄阳气。络中不宁，血从漏出。盖冲脉动，而诸脉皆动，任脉遂失担任之司，下元真气，何以固纳？述小便欲出，有酸楚如淋之状，诊脉微小涩。最宜理阳通补，用青囊斑龙丸。(《临证指南医案》)

脾胃既损，加之惊恐逆气，又可见积聚、结气等。如清代名医王旭高治疗一积聚患者：朱（氏）久有伏梁痞痛呕酸之患，是气血寒痰凝结也。自遭惊恐奔波，遂至脘腹气撑，旁攻胁肋，上至咽嗌，血随气而上溢，甚至盈碗盈盆。两载以来，屡发屡止，血虽时止，而气之撑胀终未全平。近来发作，不吐酸水而但吐血，想久伏之寒化而为热矣。立方当从气血凝积二字推求，备候商用。郁金、香附（醋炒）、丹参、茯苓、炒黑丹皮、苏梗、延胡索（醋炒），韭菜根汁（一酒杯，冲），童便（冲），鲜藕。另：用云南黑白棋子二枚，研细末。用白蜜调，徐徐咽下。渊按：血从惊恐而来，所谓惊则气乱，恐则气下。气乱血逆，必然之理，棋子治何病未详。(《王旭高临证医案》)

近代亦有跌仆损伤、瘀血伤及脑络等记载。如近代伤寒大家刘渡舟医案：

刘某，男，83 岁，1993 年 11 月 1 日初诊。有冠心病及心房纤颤病史。两月前不慎跌倒，CT 检查诊为脑梗死，伴脑积水、脑萎缩。刻下行路蹒跚，步履维艰，跌仆频频。患者性情急躁，夜寐不安，少腹胀满，小便频数量少，大便干燥，数日一行。舌质紫暗，边有瘀斑，脉大而结，按之不衰。辨为瘀热与血结之桃核承气汤证。桃仁 14g，桂枝 10g，炙甘草 6g，芒硝 3g（后下），大黄 3g，三剂，饭前空腹服。二诊：服药后泻下如猪肝色粪便，少腹胀满顿消，纳食增加，夜寐安然。舌仍有瘀斑，脉有结象，又见手足不温而凉，此为血瘀气滞不相顺接所致，转方用四逆散加桃仁、红花、丹参以理气解郁，活血化瘀。服五剂，手足转温，舌脉如常，跌仆未发。按：桃核承气汤是张仲景为"太阳蓄血"之轻证而设，其证候特点："少腹急结，其人如狂。"病机特点：瘀热结于下焦。所谓"如狂"，成无己解释说："为未至于狂，便不宁耳。"指烦躁不宁，夜寐不安的一类证候。本案患者原有心、脑血管疾病，见少腹胀满，性情急躁，夜寐不安，大便干结，舌有瘀斑，脉结等症，符合热与血结的特点，故用桃核承气汤以泻下焦之瘀热。本方有两味药最有特色，不可不讲。一是大黄一味，不仅长于泻气分之实热，也善于泻血分之瘀热，与桃仁相伍，活血逐瘀，相得益彰。二是桂枝一味，既能温通血脉，增强祛瘀之力；又能通太阳之经气，这样不仅有利于药力直达太阳之腑，而且有利于气通荣卫疏血解散，都有较好的疗效。本方对于血热互结的经闭、子宫肌瘤、产后恶露不下，以及跌打损伤所致的瘀血等，都有较好的疗效。服用本方时还须注意，因本证为蓄血结于下焦，故宜空腹服药，以利药力直捣病巢，攻逐瘀热。张仲景方后注所说"先食温服"，即为此意。(《刘渡舟临证验案精选》)

又如国医大师颜德馨医案：张某，男，82 岁，退休干部。因跌倒后头痛伴呕吐 5 小时，于 2000 年 10 月 15 日入院。入院检查：血压 204/102mmHg，神志清，颈软，心率 80 次 / 分钟，心律齐，未闻及病理性杂音，神经系统检查无特殊。在后枕部见约 3cm 挫裂伤口，伤处渗血少量。CT 检查：右额叶脑挫裂伤，左额颞顶、右颞顶硬膜下积液，左颞骨骨折。患者平素有高血压、冠心病病史。入院中医诊断：头痛（气滞血瘀）。西医诊断：①右额叶脑挫裂伤、左颞骨骨折。②冠心病。③高血压Ⅲ期。入院后给予伤口包扎，中药曾先后服用黄连温胆汤、血府逐瘀汤等，西药曾用脱水、支持治疗等，呕吐消失，但头痛始终不减，痛甚时需肌注杜冷丁方止痛，每次亦只能止2小时左右。诊见：头痛剧烈，每于下午加重，范围较广，以双颞侧、前额为甚，后枕部伤处痛势并不甚剧，伴纳差，便结，睡眠不佳，口和不渴，小便略黄，无呕吐、发热等症。舌淡暗略胖，苔黄腻，脉弦细。颜教授认为，首先宜审证求因。该患者有跌仆史，为其病因，此因跌仆后头痛，其病机必有瘀滞，这是共识。然而，细察其头痛部位，并非固定一处，而以双颞侧、前额为甚，伤处亦痛，但并不十分突出，疼痛的性质是痛势剧烈，发作时间是下午为甚，有间歇，故其病机特点中尚有"风"的因素。颜教授根据"高颠之上，唯风可到"，认为头风夹瘀，方形成该患者完整的病机。本患者"风"的形成，其因一是跌仆之后，风从破处而入；二是引动宿疾（高血压）。识乎此，随证立法，明确了该病的病机症候，治疗就有了针对性。有瘀当攻瘀，贼风当搜逐，其治法为活血攻瘀，搜风通络。颜教授认为，本患者需用杜冷丁才能止痛，不是长久之计，因杜冷丁有成瘾副作用，中药对该病治疗有优势。用药首选川芎，川芎为治疗头痛的第一要药，为血中气药，行气活血，用川芎关键在药量，该药需重用才建功，用量为30g；次用全蝎、蜈蚣，此为搜风通络之要药；再用熟大黄、水蛭攻瘀；用当归、白芍药、熟地黄和血养血；蔓荆子引药归经。处方：川芎30g，全蝎、蜈蚣各1.5g（研末吞服），水蛭3g，熟大黄、当归、白芍药、熟地黄、蔓荆子各9g。2剂，水煎服。痛止后调理脾胃善后。患者服药1剂，次日头痛消失。1剂痛止则第2剂不服，盖攻逐之品，毕竟耗气伤血，不可多服。患者尚见乏力，纳差，口不干，二便调，舌略淡，苔薄，乃以调理脾胃善后。（《国医大师验案良方》）

近代名医范中林曾治疗一地震后胸痹患者：陈某，女，32岁。成都某乡农民。1976年8月，妊娠期外感，头痛，身痛，失眠，尤以胸背疼痛、胸中满闷为甚。因怕服药动胎早产，未治疗。产后七日，正值地震，露宿于外，病势加剧。先后到省市数处医院胸透，并做心电图、超声波等检查，均无异常，诊为神经官能症。1977年11月初来诊。初诊：胸部疼痛年余，痞满不舒，呃逆气阻。畏寒头昏，耳如蝉鸣，骨节酸痛，纳差，多梦，行经腹痛，瘀块甚多。舌质偏淡，苔黄滑。此为产前感受外邪，产后血海空虚，又受寒湿侵袭，寒凝气滞，胸阳痹阻，清阳不升，故出现胸痹、头晕、耳鸣、失眠、身痛等症，亦即俗称之"月后寒"。法宜助阳化气，温经散寒，以桂枝去芍药加麻黄细辛附子汤主之。处方：桂枝 10g，炮姜 30g，甘草 15g，大枣 20g，麻黄 10g，制附片 60g（久煎），辽细辛 6g，吴茱萸 10g，3 剂。按语:《金匮要略·水气病脉证并治》云:"气分，心下坚，大如盘，边如旋杯，水饮所作，桂枝去芍药加麻辛附子汤主之。"本例并无"心下坚，大如盘"之证，又非单纯水气所作，为何移用之？因此证系真阳不足，寒湿之邪乘产后阳虚而逆僭清阳之位，故不必拘泥"坚"与"盘"及水气之轻与重，亦可辨证投以本方。既解太阳之邪，又温少阴之经。阳气升，气化行，寒凝解，胸痹诸证自平。（《范中林六经辨证医案》）

二、外科医案选

地震之建筑物倒塌、重物撞击、高处坠落及锐器致伤等原因，最直接将造成直接外伤伤害，古代医案中跌仆坠马撞击等外伤患者亦不少，其发病病机和病理转归均值得在地震救援中借鉴思考，先辑录相关医案如下。

金代医家张子和记载一惊恐导致疝气患者：张子和治霍秀才之子，年十二岁，睾丸一旁肿胀。张见之曰：此因惊恐得之。惊之为病，上行则为呕血，下则肾伤而为水肿。以琥珀丸、通经散，一泻而消散。（《续名医类案》）

元代医家朱丹溪治疗一坠马老人：丹溪治一老人坠马，腰痛不可转侧，脉散大，重取则弦小而长。朱曰：血虽有不可驱逐，且补接为先，用苏木、参、芪、芎、归、陈皮、甘草服半月，脉散渐收，食进，以前药调下自然铜等药，一月愈。（《名医类案》）

明代医家薛立斋在治疗坠马跌仆方面亦经验丰富，医案记载：一人坠马，两胁作痛，以复元活血汤二剂顿止，更以小柴胡加当归、桃仁二剂而安。一老人坠马，腹作痛，以复元通气散，用童便调进二服少愈，更以四物加柴胡、桃仁、红花四剂而安。一人仲秋夜归坠马，腹内作痛，饮酒数杯。翌早，大便自下瘀血即安，此元气充实，夹酒势而行散也。一男子，坠马伤头并臂，令葱捣烂，炒热罨患处，以热手熨之，服没药降圣丹而愈。本草云：葱大治伤损。

一男子跌仆，皮肤不破，两胁作胀，发热口干自汗，类风证。令先饮童便一瓯，烦渴顿止。随进复元活血汤，倍用柴胡、青皮一剂，胀痛悉愈，再剂而安。《发明经》云：夫从高坠下，恶血流于内，不分十二经络，圣人俱作风中肝经，留于胁下，以中风疗之。血者皆肝之所主，恶血必归于肝，不问何经之伤，必留于胁下，盖肝主血故也。痛甚则必有自汗，但人汗出，皆为风证。诸痛皆属于肝木，况败血凝滞，从其所属入于肝也。从高坠下，逆其所行之血气，非肝而何？以破血行经药治之。（《外科心法》）

除瘀血损伤外，薛氏还注重损伤后气血不足、正气虚弱、阴津亏虚等病机，例如，一男子损臂，出血过多，又下之，致烦热不止，瘀肉不腐，以圣愈汤四剂少安。以八珍汤加五味子、麦门冬而安。更以六君子汤加芎、归、黄芪，数剂而溃。又二十余剂而敛。大抵此证，须分所患轻重，有无瘀血，及元气虚实，不可概下。盖恐有伤气血，难以溃敛。常治先以童便和酒饮之，或加红花、苏木，其功甚捷。若概用攻利之剂，鲜不有误。凡疮愈之迟速，在血气之虚实故也。

又如：戴给事坠马，腿肿痛而色黯，食少倦怠。此元气虚弱，不能运散瘀血而然耳。遂用补中益气去升麻、柴胡，加木瓜、茯苓、芍药、白术，治之而痊。吴给事坠马伤首，出血过多，发热烦躁，肉瞤筋惕，或欲投破伤风药。薛曰：此血虚火动所致，当峻补其血为善。遂用圣愈汤，二剂即安，又养气血而疮瘥。

张地官坠马伤腿，服草乌等药，致衄血咳嗽，臂痛目黄，口渴齿痛，小便短少，此因燥剂伤肺与大肠而致。薛用生地、芩、连、黄柏、知母、山栀、山药、甘草，以润肺之燥而生肾水，小便顿长，诸证并止。以山药、五味、麦门、参、芪、芎、归、黄柏、黄芩、知母、炙草，以滋阴血养元气而疮敛。（《正体类要》）

明代医家龚廷贤亦关注到跌仆损伤后元气不足、脾胃损伤的病机，记载一男子坠马，腹有瘀血，服药下之，致发热、盗汗、自汗、脉浮涩。予以为重剂过伤气血所致，投以十全大补汤益甚，时或谵语，此药力未及而然也。以前药加炮附子五分，服之即睡，觉来顿安，再剂而安。（《万病回春》）

明代医家孙一奎亦有治疗坠马跌伤等经验：临溪吴天威丈，年七十有三，客邸远归，偶坠马跌伤，左胁作痛，随治而愈。后半年，忽左胯肿痛，憎寒作热，动止极艰。里中诸公有认湿痰者，有认风气者，有认湿热者，总罔效。闻歙外科洪氏能，且识杂病，迓以为治，居数日，视为疝气，率投荔枝核、大小茴香、川楝子、橘核之类，痛躁不可当，乃欲引绳自绝。诸子百般慰解，洪乃辞去，竟不知为何疾也。其婿汪开之，予之表弟也。邀予诊之，六脉浮而洪数，左尺尤甚，验其痛处，红肿光浮如匏，抚之烙手。予曰：此便痈也，洪系外科专门，胡独忽此？盖渠素慎重，见患者年高，乌敢认为便痈治哉！此殆千虑一失，毋足怪。诸郎君闻予言皆骇然，诘予曰：家严不御色者十载，顾安得此，愿先生再思。予曰：此非近色而得，审胯属足厥阴肝经，肝为血海，乃昔时坠马，恶血消之未尽，瘀蓄经络，无门可出，化而为脓，由年高气虚，又被香燥克伐太过，不能溃而即出，故散漫浮肿。观其色，青中隐黑，浓已成腐，必须外用镵针，引而出之，内用《千金》托里，庶可排脓生肉。但予生平心慈，不能用针。予弟警吾，外科良手，可延而决之。至，即以镵针深入寸余，出青黑脓五六碗许，臭秽难近，即语诸郎君曰：使早决三日，可免一月之苦，今即日大补之，非百日不能痊，此俗名石米疮也。诸郎君及患者见脓色如是，始信予言不爽，急以请剂。予乃用内托十宣散，参、芪每帖三钱，后加至五钱，一日两进，两越月，脓尽肉满而愈。一市称奇。（《孙文垣医案》）

明代医家叶天士亦有医案记载：李（海州）望七力量不比壮盛，凡男子下焦先虚，其跌仆致伤，从外而伤，筋纵骨短，不能再伸，外踝留着瘀凝形色，须至夏月，令疡医磁针砭刺可愈。还少丹。徐评：老年下元先虚，头转脚重，总为阳不下趋，浊阴上升清道也。故稍或不慎，最易跌仆致伤。还少丹温补下元之品多，最宜常服不辍，自然轻健。（《徐批叶天士晚年方案真本》）

情绪惊恐还可导致瘰疬等外科疾病，明代医家陈实功医案记载：一男子仲冬渡江，暴冒雾气，又值惊恐，次日寒热交作，头面耳项俱肿。先用藿香正气散二服，寒热即止，面肿渐消，惟项间坚肿不退，红焮作痛，此毒聚必欲作脓。仍用正气散加芎、归、皂刺数服，候脓熟针之，肿痛顿退。又用十全大补汤，脾健肌生完口。

外科用药每用功伐之品，年老体虚之人不胜药力，亦会造成损伤。清代医家程杏轩记载：萃翁公郎葆晨兄，禀质素弱，曩患滑精，予为治愈，案载初集中。斯病之始，偶因登山跌仆伤足。吾乡专科接骨颇善，但其药狠，弱者每不能胜。葆兄缘伤重欲图速效，日服其药，已戕胃气。又患腹痛，更服温肝行气活血等方，胃气益伤。神疲倦卧，痛呕不止，药食不纳，邀予诊视，脉虚细涩，气怯言微，面青自汗。谓萃翁曰："公郎病候，乃药戕胃气，恐蹈脱机。人以胃气为本，安谷则昌，治先救胃，冀其呕止谷安，然后以大补气血之剂继之，不徒愈病，且足得血而能步矣。但治呕吐之药，最宜详辨气味，不独苦劣腥臊不能受，即微郁微酸亦不能受。惟人参力大，气味和平，胃伤已极，非此莫可扶持。而单味独用，分两需多，购办不易，姑以高丽参代之。"日用数钱，陈米水煎，缓缓呷之。守服数日，呕止食纳，神采略转。接服大补元煎，渐可下床，移步尚苦，筋脉牵强，行动艰难，翁虑成跛。予曰："无忧，血气未复耳。"仍服前方，半载后，步履如常。赏析：《灵枢》言胃为"水谷气血之海"，人体后天之本。胃气之盛衰有无，关系人体生命活动及其存亡，正如《素问·玉机真脏论》所述："五脏者，皆禀气于胃；胃者，五脏之本也。"因此，诊治疾病，必须以"保胃气"为重要治疗原则，故《景岳全书·杂证谟·脾胃》说："凡欲察病者，必须先察胃气；凡欲治病者，必须常顾胃气。胃气无损，诸可无虑。"程氏深谙此道，以"救胃"为治则，挽病人于狂澜。本案患者"禀质素弱"，因跌仆服狠药，加之腹痛服行气药，以致"痛呕不止，药食不纳"，诊视可见"脉虚细涩，气怯言微，面青自汗"，呈现一派胃气溃败之象。所谓急则治其标，缓则治其本，程氏先以独参汤安胃止呕救急，后以大补元煎补益气血治虚，由于切中病机，收效甚速，守方续进，气血恢复，终至步履如常。(《程杏轩经典医案赏析》)

近代名医刘渡舟治疗一跌仆损伤患者：何某 女，26岁，1993年9月15日初诊。四个月前因下雨路滑跌倒在地，损伤尻尾。拍X线片提示为"骶骨骨裂"。现尾骨疼痛较剧，不敢坐椅子，行走时疼痛加重，甚至不能平卧。伴见月经量少，小腹发凉，两腿沉困。舌质紫暗，边有瘀点，脉弦细而涩。辨为血瘀气滞，不通则痛，宜活血化瘀，行气止痛，为疏血府逐瘀汤如下：当归15g，生地黄10g，赤芍15g，川芎10g，桃仁14g，红花10g，枳壳10g，桔梗10g，柴胡14g，牛膝10g，炙甘草8g，服七剂后，疼痛大减，舌质转为正常，脉沉弦。瘀血虽去，气滞犹存。转方用"通气散"理气散结止痛。木香8g，沉香4g，炙甘草4g，小茴香10g，天仙藤20g，延胡10g，橘核10g，荔枝核10g，牵牛子6g，丝瓜络10g，当归12g，红花6g，鹿角霜10g，服上方十剂，诸症皆愈。按：跌打损伤之后，血瘀不散，影响气机的疏通，血瘀气滞，脉道不通，故致疼痛，且伴见月经量少、舌暗、脉涩等症。治当活血行气以止痛，血府逐瘀汤实为代表方剂。方中用桃红四物汤活血化瘀，柴胡、桔梗主升，枳壳、牛膝主降，四药合用，斡旋气机，以升降上下气机；甘草调和诸药。本方以活血为主，行气次之，待瘀血去其大半，又当行气为先，故转方用"通气散"以行气机，散结滞。总使瘀开气行，脉道通畅，则疼痛必止。(《刘渡舟临证验案精选》)

近代名医朱进忠曾治疗一地震后唇茧患者，如下：王某，女，15岁。1岁时因地震在外露宿，而发现上唇目中胀。医诊为："日光性皮炎？唇炎？"治疗1个月后未见明显改善，后又去大同、北京等地医院住院治疗，前后住院10个多月，不但无效，反见日渐加重。14年来前后住院10次，服中药达千剂，西药不计其数，一直不效，特别是近1年来更加严重，上唇肿胀，麻木，微有痒痛。审其症，除口唇肿胀外，并见有少许鳞屑状物，间有少量黄色脓痂，鼻头及其周围少许丘疹，鼻头色红，舌苔白，脉弦缓。余始以清胃散、甘露饮加减治之，七日不效。思其脉弦缓，此乃脾湿郁火之象。拟泻黄散：防风 10g，甘草 6g，栀子 10g，藿香 10g，白芷 10g。(《朱进忠医案》)

近代名医许履和曾治疗一地震后腹部受伤患者，如下：杨某，女，14岁。患儿于唐山地震时腹部受伤，腹痛腹胀，高热呕吐。三天后，由南京医疗队在河北省玉田县诊断为"肠穿孔，弥漫性腹膜炎"，行手术肠切除。术后证实回肠末端穿孔，并发现腹腔有大量大便。术后交替用过氯霉素、庆大霉素等，切口愈合良好，但高热始终不退，腹腔残留脓肿，由唐山转至南京治疗。入院后先后使用青链霉素、氨卞青霉素及肠杆霉素等 3～5 天，以上无效，体温波动在 38～39.5℃，左下腹可触及包块。入院第四天，穿刺脓培养：产碱杆菌。极敏：链霉素、新霉素、庆大霉素；中敏：氯新霉素、合霉素；轻敏：卡那霉素、新霉素、红霉素、四环素；不敏：青霉素。第七天超声波检查：左下腹见有包块进出波，面积 3cm×4cm，深度离皮下 1～3cm，内有 1cm 的液平反射。第八天查白细胞总数 $12.6×10^9$/L，中性粒细胞 84%，淋巴细胞 14%，酸性粒细胞 2%。乃邀本院中医外科会诊。初诊会诊：病史温习如上。目前患者左下腹部有一肿块，大如掌心，质地较硬，压痛明显，而无波动。并伴高热不退，朝轻暮重（体温 38.5～39.5℃），二便通畅，形体较瘦，精神食欲较差。脉滑数，舌偏红，苔少。由热毒内蕴、气血凝滞所致。治以清热解毒，活血化瘀法。冀其高热渐退，才有吸收希望。治疗：①金黄膏敷左下腹包块处，每日换 1 次。②败酱草 15g，紫花地丁 30g，半边莲 15g，桃仁 10g，牡丹皮 10g，冬瓜子 15g，连翘 10g，金银花 15g，赤芍 10g，红藤 30g，川楝子 10g，延胡索 10g，黄芩 6g，3 剂。二诊会诊：左下腹包块虽未缩小，而疼痛压痛已减，高热亦渐下降（体温 38℃），精神、食欲皆有好转。唯脉数不静，舌质偏红。还系余毒未净，气血瘀滞之局。仍以原法踵进。治疗：①外用药同上。②内服药原方去金银花、川楝子，加当归 10g，生薏苡仁 15g，3 剂。据该医院病程日志载：第二次会诊后第四天，体温即恢复正常，左下腹包块开始缩小，压痛明显减轻，精神大有好转。共服中药 21 剂，左下腹包块及疼痛压痛完全消失，白细胞总数及分类正常。以后停服中药，以西药调理，痊愈出院，返回唐山。(《许履和外科医案医话集》)

索　引

一、病症索引

二、穴位索引

主要参考文献

1. 吕培文，张苍，宋孝瑜，等.朱红膏治疗慢性溃疡的临床研究 [J]. 中国中西医结合外科杂志，2003，9（5）：364–366.

2. 中华中医药学会.汶川大地震灾后伤病康复中医药相关技术专家建议 [J]. 中医药管理杂志，2008（5）：322–323.

3. 汪卫东.地震后心理危机的中医情志干预方法与应用要点 [J]. 中医杂志，2008（11）：1034–1036.

4. 张奎.中医辨证论治结合心理辅导治疗地震后抑郁症 [J]. 河南中医学院学报，2009，24（1）：27–28.

5. 陈晓蓉，高梦徽，刘波，等.中医情志护理在地震康复病人中的应用研究 [J]. 四川中医，2011，29（8）：125–126.

6. 孙雪梅，青晓，魏雪梅，等.人文关怀的中医理念及在地震灾区受灾群众心理重建过程中的应用研究 [J]. 环球中医药，2015，8（S1）：89.

7. 于杰，孙忠人，常惟智，等.导引术作用机制及临床应用 [J]. 山东中医药大学学报，2016，40（2）：105–109.

8. 马振磊，王宾，席饼嗣.健身气功·马王堆导引术锻炼对中老年女性心境状态及焦虑水平的影响 [J]. 中国老年学杂志，2016，36（13）：3248–3249.

9. 陶科材.心理干预在芦山地震危重伤员治疗中的应用效果 [J]. 检验医学与临，2018，15（17）：2648–2650.

10. 赵小燕，黄莉莉，张芸，等.地震伤患儿的心理干预 [J]. 心理月刊，2018（10）：29–30.

11. 吴芳，张耀丹，李静，等.国内外地震灾害救援护理人员心理健康文献分析 [J]. 职业卫生与应急救援，2019，37（4）：367–370.

12. 中国老年保健协会第一目击者现场救护专业委员会.现场救护第一目击者行动专家共识 [J]. 中华急诊医学杂志，2019，28（7）：810–823.

13. 刘兰英，杨蒋伟，韩梅，等.中医视角下的新型冠状病毒肺炎疫情心理危机干预技术 [J]. 世界科学技术——中医药现代化，2020，22（2）：303–

305.

14. 崔舒，张凯，周晓琴 . 新型冠状病毒肺炎疫情下的心理干预方式 [J]. 心理学通讯，2020，3（1）：48-52.

15. 陆文静 . 从新冠疫情谣言应对看地震谣言治理 [J]. 中国应急救援，2021（3）：45-49.

16. 萧庆慈，钱子刚 . 常用中药原色图集 [M]. 昆明：云南科技出版社，2003.

17. 于开今，侯世科 . 地震灾害医疗救援实用手册 [M]. 北京：人民军医出版社，2009.

18. 熊旭东 . 中西医结合急救医学 [M]. 北京：中国中医药出版社，2012.

19. 刘清泉 . 中医急诊学 [M]. 北京：中国中医药出版社，2013.

20. 何清湖 . 中医外科学 [M]. 北京：人民卫生出版社，2016.

21. 刘清泉 . 中医急诊学 [M]. 北京：中国中医药出版社，2016.

22. 黄桂成，王拥军 . 中医骨伤医学 [M]. 北京：中国中医药出版社，2016.

23. 徐桂华，胡慧 . 中医护理学基础 [M]. 北京：中国中医药出版社，2016.

24. 申文庄，张令心，张勤 . 防御地震灾害并不难 [M]. 石家庄：河北人民出版社，2018.

25. 张连阳，白祥军，张茂 . 中国创伤救治培训（中国医师协会系列培训教材）[M]. 北京：人民卫生出版社，2019.

26. 方邦江 . 急救医学 [M]. 北京：人民卫生出版社，2020.